肿瘤医生说
前列腺癌

杜 鹏 郭宏骞 李 响 / 主编

U0278303

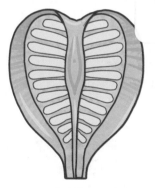

中国人口出版社
China Population Publishing House
全国百佳出版单位

图书在版编目（CIP）数据

肿瘤医生说前列腺癌 / 杜鹏，郭宏骞，李响主编
. -- 北京：中国人口出版社，2023.2
（健康中国：癌症防治行动丛书）
ISBN 978-7-5101-8817-6

Ⅰ. ①肿… Ⅱ. ①杜… ②郭… ③李… Ⅲ. ①前列腺
疾病 – 癌 – 防治 – 文集 Ⅳ. ① R737.25

中国版本图书馆 CIP 数据核字（2022）第 216719 号

健康中国：癌症防治行动丛书
肿瘤医生说前列腺癌
JIANKANG ZHONGGUO：AIZHENG FANGZHI XINGDONG CONGSHU
ZHONGLIU YISHENG SHUO QIANLIEXIAN'AI
杜 鹏 郭宏骞 李 响 主编

责 任 编 辑	刘继娟	
策 划	郭弘葳	
装 帧 设 计	华兴嘉誉	
责 任 印 制	林 鑫 任伟英	
出 版 发 行	中国人口出版社	
印 刷	天津中印联印务有限公司	
开 本	880 毫米 × 1230 毫米 1/32	
印 张	6.5	
字 数	127 千字	
版 次	2023 年 2 月第 1 版	
印 次	2023 年 2 月第 1 次印刷	
书 号	ISBN 978-7-5101-8817-6	
定 价	39.80 元	

电 子 信 箱 rkcbs@126.com
总编室电话 （010）83519392
发行部电话 （010）83510481
传 真 （010）83538190
地 址 北京市西城区广安门南街 80 号中加大厦
邮 政 编 码 100054

版权所有 侵权必究 质量问题 随时退换

编 委 会

名誉主编：张 旭 杨 勇

主　编：杜 鹏 郭宏骞 李 响

副主编：盛锡楠 戴 波 李 源 王 硕 张 昊

编　者：曹煜东 付天龙 高 杰 顾伟杰 洪保安 纪永鹏
　　　　刘 佳 刘 鹏 李红星 马金超 邵彦翔 沈朋飞
　　　　汤小虎 王朝阳 王俊勇 徐浩哲 续青萍 杨 潇
　　　　俞子怡 赵 强 张 青 曾 浩

科普书要人性化，有温度。

市面上很多关于前列腺癌的科普书，尽管多由专科医生撰写，对疾病的复杂性介绍得很详细，但是人们读完后，只看到了"病"，而对于"人"的各种主观诉求，比如，怎样才能避免患病、患病后如何调整心理、如何与家人相处、如何科学运动等，却鲜少提及。这样的科普书过于专业，患者并不能从中找到他们想要的全部答案。

《肿瘤医生说前列腺癌》是一本有温度的科普书，由北京大学肿瘤医院泌尿外科主任医师杜鹏教授，南京鼓楼医院泌尿外科主任、南京大学泌尿外科学研究所所长郭宏骞教授，四川大学华西医院泌尿外科主任医师李响教授共同主编，二十余位泌尿外科权威医生与知名科普作者共同撰写。

北京大学肿瘤医院杜鹏教授带领的团队一直致力于泌尿系统肿瘤的诊治及研究工作，并在这一领域取得了丰硕的成果。作为本书的编写主力，杜鹏教授团队不仅拥有丰富的临床经验，在繁忙的临床工作之余还一直致力于科普宣传工作，了解读者的核心需求，才能让本书为读者提供了从最初的症状到早期诊断及治疗后的生活等全患病周期

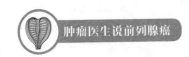

的内容，涵盖了最新的治疗、最先进的技术和清晰、完整的就医指导，还将患者会面临的艰难选择及治疗中和康复时的感受、家人应如何面对等内容娓娓道来，语言平实，图片丰富，简洁易懂。

　　本书的作者们经过全面深入的研究，结合专科医生的临床经验和患者及家人的想法，把前列腺癌患者关注的每一个细节都纳入进来。可以说，这是一本关于前列腺癌的信息丰富、具有启发性的科普书。

　　对于被诊断出前列腺癌或面临相关风险的人来说，这是一本不可或缺的工具书；对于患者的家人来说，这是一本贴心的生活护理指导书；对于那些想了解治疗方法和预后的读者而言，这是一本重要的指南。

　　一本好书，一剂良药，一个新的开始。

张旭

中国科学院院士

中国人民解放军总医院泌尿外科医学部主任

主任医师、教授、博士研究生导师

CONTENTS 目录

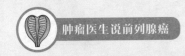

认识男性体内的"大明星"
——前列腺

"前列腺"这个医学名词在老百姓眼里并不陌生，它是体现男性特征的一个明星器官。好多男性朋友在生活中会受到一些前列腺疾病的困扰，大街上也会经常看到一些关于治疗前列腺疾病的广告。因此，不少人可能会问：前列腺到底是什么？在身体的哪个部位？有什么功能？女性有没有前列腺？女性能不能测出前列腺特异性抗原（PSA）？带着这些疑问，我们给大家介绍一下"前列腺"这个特殊且重要的器官。

1 前列腺的位置

前列腺是男性生殖系统的附属腺体，它既属于生殖系统，又是泌尿系统的一部分。前列腺位于膀胱与尿生殖膈之间（见图1），上端宽大，下端尖细，形如倒放的板栗，重量约20克，紧靠在膀胱以下、直肠前方并环绕尿道。

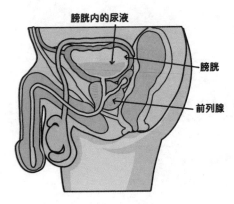

膀胱内的尿液

膀胱

前列腺

图1 膀胱的解剖位置

如果把尿道比喻成一根水管，前列腺就像是一个箍子，箍在水管的上端。当前列腺增生或肥大时，这个箍子就会紧紧地箍住尿道，使尿液难以排出，出现排尿费力的情况，这也是老年男性前列腺增生最常见的症状。

同时，由于前列腺位于阴茎根部，当进行骑车、骑马运动时，前列腺很容易因为与所骑物体的接触而摩擦、充血，从而产生炎症。

前列腺的后面较平坦，贴近直肠，医生可以用手指通过患者直肠摸到前列腺后方的情况，这是检查前列腺一个简单有效的方法，医学上称为"直肠指诊"。

2 前列腺的结构

前列腺为不成对的实质性腺体，是由外敷包膜的腺体组合而成。前列腺主要包含两种细胞——上皮细胞和间质细胞，它们又分别由几种类型组成，因此当前列腺产生恶性肿瘤时，会有不同的类型。前列腺内有 30 ～ 50 个腺泡，具有相应的分泌功能，这些腺泡汇成 16 ～ 32 条排泄管，最后开口在后尿道的精阜两侧（见图 2）。

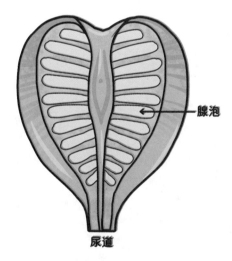

图 2　前列腺剖面图

临床上根据前列腺内部不同区域的不同组织结构，将前列腺划分为几个不同的区带，这对于确定前列腺癌的发病部位有一定意义。

一种方法是将前列腺分为外周带、移行带和中央带。大多数前列腺癌发生在外周带，部分位于移行带，极少数发生在尿道周围及中央带。同时，约 85% 的前列腺癌是多灶性发生的，

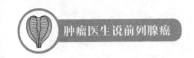

也就是说前列腺癌在前列腺内多处散在分布。

有研究指出，直肠指诊可触及结节的前列腺癌患者中，有70%在对侧前列腺也同时有肿瘤发生。

另外，医学上还有一种分区方法是将前列腺分为五叶：左右侧叶、中叶、前叶和后叶。良性前列腺增生多发生在两侧叶，有时可发生在中叶。

3 前列腺的功能

前列腺能产生和分泌一种稀薄乳白色液体，称为"前列腺液"。前列腺液参与精液的构成，并且可能与精液凝结的调节有关。前列腺每天可分泌 0.5～2mL 前列腺液，前列腺液在射精时是与精液混合的，占精液总量的 13%～32%。前列腺液中含有蛋白分解酶和纤维蛋白分解酶，可帮助精子穿过重重屏障，使得精子和卵细胞能够顺利结合。前列腺液还含有一些营养物质，如氨基酸和果酸，为精子活动提供营养和能量。此外，前列腺液中含有大量的柠檬酸、磷酸、钾、钠、镁、钙等物质，呈弱酸性，提高精子的生存率和活力。前列腺组织中含锌成分较高，具有杀菌的功效，对维护生殖泌尿系统的健康有一定的帮助。

前列腺的大小、功能很大程度上依赖于体内雄激素水平。小儿前列腺很小，性成熟期迅速生长，到老年期前列腺组织逐渐退化，腺内结缔组织增生，形成前列腺增生，逐渐压迫尿道引起排尿困难。

　　需要指出的是，前列腺是男性特有的器官，女性是没有前列腺的。前列腺腺体可分泌一种微量化学物质——前列腺特异性抗原（prostate-specific antigen，PSA），虽说特异性，但它不是前列腺所特有的，在女性的一些组织和体液，如乳腺组织、乳汁、乳腺癌组织及其他妇科肿瘤组织中也能检测到 PSA 的存在，只是含量甚微，仅为男性 PSA 的 1/1000。此外，唾液腺（如腮腺、舌下腺和下颌下腺）也会产生微量的 PSA。

　　前列腺虽小，但它对于男性而言是个非常重要的器官，一些情况下前列腺会产生急慢性炎症、良性前列腺增生甚至前列腺恶性肿瘤，给身体带来不小的困扰，所以男性朋友们一定要爱护好这个"大明星"。

二

前列腺三大疾病
您了解多少

前列腺是男性特有的器官，前列腺炎、前列腺增生症与前列腺癌是前列腺最常见的三种疾病。前列腺炎高发年龄段为20~50岁。男性一般在45岁以后前列腺会有不同程度的增生，一般在50岁以后出现临床症状。前列腺癌则好发于60岁以上的老年人群，且年龄越大发病率越高。

1 前列腺炎：一半中青年男性中招

统计表明，50%的男性一生中可能会受到前列腺炎的困扰，**青年男性发病率更高**。

为什么会发生前列腺炎呢？目前一般认为，在炎症等局部因素，或紧张、心理因素、植物神经功能失调等全身因素的作用下，肾上腺素能刺激增强引起功能性尿道梗阻，尿道张力升高，促使尿液返流进前列腺，引起前列腺内的感染或免疫反应。

根据有无致病菌感染，又分为细菌性前列腺炎和非细菌性前列腺炎。

临床表现通常以尿道刺激症状（即尿频、尿急、尿痛、会阴部不适等症状）和慢性盆腔疼痛为主，急性细菌性前列腺炎有时会出现发热等全身症状。

前列腺炎的治疗，应根据病情选择是否应用抗生素治疗，不可盲目用药。对于最为常见的慢性前列腺炎，目前一般主张采取综合治疗的方法，最终目的是缓解症状，改善患者的生活质量。除了遵医嘱治疗，患者也要注意改变不良的生活习惯，调整紧张焦虑等负面情绪，保持开朗乐观心态，才能有效阻断慢性前列腺炎的病理过程。

2 前列腺增生：困扰中老年男性的"难言之隐"

前列腺增生症是一种前列腺的良性"增生"疾病，至今还会被一些患者和医生称为"前列腺肥大"。是引起中老年男性排尿障碍原因中最为常见的一种良性疾病。主要表现为前列腺增大、前列腺组织细胞的增生，并伴有膀胱出口梗阻和尿频、尿慢、尿急、尿细、尿中断以及尿不尽等下尿路症状。前列腺增生的发生与年龄密切相关，年龄越大发病率越高。

如果患者上述症状比较轻微，对生活质量的影响也比较小，可以先观察，也可以在医生指导下，服用 α 受体阻滞剂、5α还原酶抑制剂等药物，来改善下尿路症状，并抑制前列腺进一步增生。当然也可以选用一些中成药物、植物类药物治疗。但是如果患者出现了反复尿潴留、持续肉眼血尿，伴有肾功能不全、肾积水、膀胱结石、反复尿路感染、大的膀胱憩室等情况，就要考虑手术治疗了。

3 前列腺癌：泌尿系统"第一癌"

前列腺癌是前列腺腺上皮发生的恶性肿瘤。

需要我们警惕的是，前列腺癌在初期可能没有任何症状，如果肿瘤组织压迫到尿道，可能会出现与前列腺增生症相似的症状，因此常常被误诊。

随着肿瘤的发展，逐渐增大的前列腺腺体压迫尿道可引起进行性排尿困难，表现为尿线细、射程短、尿流缓慢、尿流中断、尿后滴沥、排尿不尽、排尿费力，此外，还有尿频、尿急、夜尿增多甚至尿失禁。肿瘤压迫直肠可引起大便困难或肠梗阻，也可压迫输精管引起射精障碍，压迫神经引起会阴部疼痛，并可向坐骨神经放射。另外，前列腺癌还可侵及膀胱、精囊、血管神经束，引起血尿、血精、阳痿等症状。盆腔淋巴结转移可引起双下肢水肿。前列腺癌常易发生骨转移，引起骨痛或病理性骨折、截瘫。前列腺癌也可侵及骨髓引起贫血或全血象减少，有时还可转移至肺部引起胸痛、咳嗽等。

血清 PSA（前列腺特异性抗原）是对前列腺癌的诊断有较高敏感性的检测指标，它的持续进行性升高可以为临床医生提供前列腺穿刺活检的依据。因此，建议 50 岁以上的中老年男性朋友，每年到医院查一次 PSA。如果家族中兄弟或父亲有前列腺癌病史，建议更早开始筛查，45 岁开始每年筛查 PSA。

一旦诊断为前列腺癌，应尽早根据前列腺癌的不同分型、分期，采取观察、手术、内分泌治疗、化疗、放疗等综合手段进行相应治疗。

4 前列腺炎、前列腺增生会不会癌变？

前列腺炎、前列腺增生症、前列腺癌，虽然这三种疾病都发生在同一器官上，但其实是完全不同的三种疾病，发病机理各不相同。

虽然近年来也有些研究表明，长期的某种特殊的慢性炎症可能跟前列腺癌有关系，比如，人类乳头状病毒感染引起的前列腺慢性炎症，可能会导致前列腺细胞的恶变，但是我们所见的绝大部分前列腺炎和癌症是没有关系的。

可能因为前列腺癌与良性前列腺增生都是老年男性的高发病，而且症状相似，有的患者就会联想到，前列腺增生是否会演变为前列腺肿瘤，其实这三种疾病是完全区分开的，无论是前列腺炎还是前列腺增生，都不会慢慢演变成恶性肿瘤，大可不必因得了良性前列腺疾病而忧虑是否会恶变。

当然，如果得了前列腺疾病，还需要及时到正规医院进行相应治疗。

前列腺健康晴雨表——前列腺特异性抗原（PSA）

前列腺特异性抗原（PSA），是一种前列腺正常组织或前列腺癌细胞产生的一种单链多肽化学物质，正常情况下可以分解精液中的主要胶状蛋白，有稀释精液的作用，在精囊包的分裂和精液的液化上发挥生理作用。PSA 不仅会出现在正常的、良性增生的或恶性前列腺组织中，还会出现在前列腺癌的转移部位、前列腺液和精液中。

1 PSA 值多少算正常?

PSA 具有组织特异性，主要存在于人前列腺的腺泡和导管上皮细胞胞浆中，身体其他部位的细胞不会大量分泌 PSA。正常情况下，只有微量的 PSA 进入到我们的血液中，血清 PSA（即抽血化验 PSA）的正常范围通常为 0 ～ 4ng/mL（正常值因年龄、种族也有所不同，年轻人正常值更低）。

2 PSA 升高是怎么回事？

在前列腺受到刺激、感染和破坏的时候，如前列腺炎、良性前列腺增生和前列腺癌时，PSA 更易进入血液。因此，如果验血发现血清 PSA 指标升高，往往预示前列腺发生病理变化或受到创伤。

（1）前列腺癌

绝大多数前列腺癌患者会出现血液 PSA 水平升高，因此血清 PSA 检测被广泛用于筛查和辅助诊断前列腺癌，是一种很常用的肿瘤标志物。目前临床已将 PSA 检测作为 50 岁以上男性前列腺癌筛查指标，配合直肠指诊一同定期筛查，能够提高前列腺癌的检出率。

血清 PSA 大于 10ng/mL 则患前腺癌的危险性增加，具有辅助临床诊断的重要意义。前列腺发生癌变时，血—上皮之间的屏障被破坏，癌变分泌的过多 PSA 可直接进入血液中。癌变的恶性程度越高，对于正常前列腺组织破坏越大，血清中 PSA 越高。癌变所造成的 PSA 升高是持久性的，而且随着肿瘤的发展而持续不断地升高。

（2）其他前列腺疾病和创伤因素

前列腺炎症、前列腺增生、急性尿潴留、前列腺按摩、超声检验、穿刺活检和手术等情况，都可能使血清 PSA 增高，但

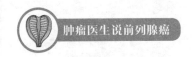

注意事项

做 PSA 检查时，为了让检查结果更准确，应该在做过肛门指诊检查后，间隔一周再进行 PSA 检测；前列腺活检穿刺后，间隔至少 6 周进行 PSA 检测。

当致病因素消除后一个月左右 PSA 可趋于正常。

举例来说，直肠指诊后血清 PSA 可增高 1 倍，膀胱镜检查后可增高 4 倍，前列腺穿刺活检或经尿道前列腺电切后，甚至可增至正常的 53～57 倍。此外，正常状态下的射精也可使 PSA 增高。

3 当心，这些药物会影响 PSA 结果！

在临床上，还有一些药物使用会影响到 PSA 的数值，比如：治疗前列腺增生的常用药物——非那雄胺（保列治）可使前列腺缩小，同时也会让 PSA 降低 50% 左右，但对游离 PSA 与总 PSA 的比值影响不明显，一般会保持平稳。

有些药物（如酮康唑）会使睾丸产生的睾酮量减少，睾酮量减少会缩小良性前列腺增生组织或前列腺癌组织，进而引起 PSA 降低（睾酮会刺激前列腺正常细胞及癌组织增长，导致 PSA 的升高）。另外，激素治疗可能影响 PSA 的表达，使 PSA

降低，因而可能会掩盖疾病复发。

　　PSA 在大多数临床有意义前列腺癌中都会升高，也是重要的早期检测指标，对早期无症状前列腺癌的诊断很有意义，但不能直接作为有无前列腺癌的明确证据。前列腺病理活检，才是前列腺癌的确诊依据。

　　另外，对于接受过外科手术或其他治疗的前列腺癌患者，检测 PSA 对发现肿瘤复发、转移也非常有意义。前列腺癌根治术后无瘤状态的金标准是 PSA 为 0。由于血清中的 PSA 几乎全部是由前列腺上皮细胞产生的，前列腺癌根治术切除了全部前列腺组织，如果肿瘤被根治，那么血清中 PSA 会在 1 个月内下降为 0。治疗后，如患者有持续性的 PSA 升高或 PSA 反弹，提示肿瘤残存或复发。

TIPS

　　最好每次在同一实验室或医院检测 PSA 值，因为不同地方测量 PSA 的方法和仪器可能存在差异。减少不同实验室的检测差异可避免不必要的焦虑、反复血液检查及穿刺活检。

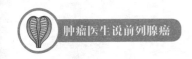

5 PSA 结果偏高如何解读?

血清总 PSA 是最常用的检测前列腺癌的手段,但良性前列腺增生和前列腺炎也会出现血清总 PSA 阳性的结果,在 4 ~ 10ng/mL 时有较大部分重叠。如果检查发现 PSA 在这个"灰色区域",往往难以直接根据 PSA 水平来区分前列腺增生、前列腺炎和前列腺癌。这时我们可以参考另外一个指标——**游离 PSA**。

(1)**游离 PSA(fPSA)**

PSA 在血清中可以游离态和结合态的形式存在,绝大部分 PSA 为结合状态,游离 PSA 是指游离在血浆中不被结合的那部分 PSA,表示为 fPSA,血清总 PSA 以 tPSA 表示。

一般来说,fPSA 浓度在癌症患者中低于良性增生患者,临床上可利用这种差异,应用 fPSA/tPSA 比值来辅助鉴别前列腺癌和良性前列腺增生。fPSA/tPSA 比值参考值为 0.16,如果比值<0.16 则患前腺癌的可能性高。

因此,对总 PSA 异常升高的男性,检测游离 PSA,通过计算游离 PSA 与总 PSA 比值可以提高筛查和诊断前列腺癌的特异性。

(2)结合 PSA(cPSA)

除了游离 PSA,专科诊疗中还引入了结合 PSA(cPSA)、PSA 密度和 PSA 速率等指标,来对前列腺癌和其他疾病进行鉴别诊断以及协助判断。

游离 PSA（fPSA）<10ng/mL + 结合 PSA（cPSA）/ 血清总 PSA（tPSA）≥ 0.78，诊断前列腺癌敏感性 97.8%，特异性 95.8%。

（3）PSA 密度

PSA 密度反映血清总 PSA 值与前列腺体积的比值，有助于区分前列腺增生症和前列腺癌。PSA 密度 ≤ 0.15 时，一般不会有恶性病变存在，但 > 0.15 时，患前列腺癌的危险性增高，需要做进一步检查，包括直肠指检、前列腺 B 超、前列腺磁共振平扫 + 增强等。

（4）PSA 速率

PSA 速率即连续观察血清 PSA 水平的变化，用于前列腺癌和前列腺增生以及正常人群，适用于 PSA 值较低的年轻患者，如果发现 PSA 速率高于 0.5 ng/mL/ 年的男性，患前列腺癌的风险更高，应当密切随访。

（5）前列腺酸性磷酸酶（PAP）

除已知的前列腺相关标志物 PSA 外，还有前列腺酸性磷酸酶（PAP）。PAP 是一种前列腺组织分泌的酶，正常时 PAP 很少进入血液，前列腺癌的恶性细胞可产生 PAP 并进入血液。

PAP 作用有限，被认为是前列腺癌根治术后治疗失败的独立预测因素，尽管其不能预测分期以及周围其他器官的情况。

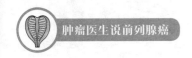
（6）其他前列腺癌相关指标

还存在另外一些指标，如前列腺特异性膜抗原（PSMA）和前列腺特异性肽（PSP）。这些指标对于前列腺癌的早期诊断、复发和进展情况的评价，具有一定的临床价值。

四

前列腺癌是怎样一种癌

前列腺癌到底是怎样的一种疾病呢？

前列腺癌看似和良性前列腺增生（BPH）类似，都是前列腺细胞的异常生长，但二者却有着本质上的区别。

良性前列腺增生是前列腺有一部分细胞出现异常增殖，导致前列腺体积增大；而前列腺癌则是一种恶性疾病，不仅仅是细胞增殖，而是增生的细胞生长失去自身平衡机制的控制，并且有可能转移到身体其他部位，如不进行治疗，将危及患者生命。

1 前列腺癌的发病率如何？

最新资料统计表明，前列腺癌已成为欧美老年男性的"头号杀手"，发病率上升至第一位，死亡率排在第二位。在世界范围内，前列腺癌发病率在男性所有恶性肿瘤中位居第二位，仅次于肺癌。2019 年美国新发前列腺癌患者达 174650 人，占男性所有恶性肿瘤的 20%，新增死亡例数达 31620 人。

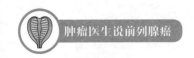

有研究表明，大多数男性到 70 岁以后前列腺内部都会发生少量细胞的癌变，但实际上真正能够确诊的患者比例很低。这些癌细胞一直潜伏在前列腺中，随时有可能进一步发展，影响患者健康，甚至威胁生命。

我国前列腺癌的临床发病率虽不如欧美国家那样高，但病理学研究显示，那些潜伏在前列腺中的肿瘤发病率并不低于欧美国家。随着生活水平的提高（人们健康意识增强），前列腺特异性抗原（PSA）筛查及直肠指诊的普及，加上老龄化社会的逐步到来，前列腺癌的诊出率越来越高，近年来呈现明显上升趋势，其增长比欧美发达国家更迅速。

2　为何很多前列腺癌发现就是晚期？

前列腺癌是一种"很狡猾"的肿瘤，它会"潜伏"在前列腺中，缓慢生长。因此，肿瘤在体积很小时，往往无任何临床表现，很难被患者发现。即使前列腺内的恶性肿瘤增长到一定体积压迫了尿道，也只是引起一些排尿不畅、血尿、尿潴留等非特异性表现，常被误认为前列腺增生的表现。因此大部分患者一旦诊断，往往已处于晚期阶段。

3　前列腺癌：如何防患于未然？

大量临床实践表明，晚期肿瘤是无法根治的，最终对患者生命构成威胁。早期发现才是战胜前列腺癌这一"恶魔"的有效手段。

　　因此，年龄在 40 ~ 50 岁以上的男性，出现尿意频繁、夜尿增多、尿程延长、尿流变细、排尿困难，性生活时出现射精疼痛或射出血性精液，排尿时尿道部位有刺痛感，下腹部或会阴肛门部位出现不明原因的坠胀不适感，则应高度警惕。至少每年应该进行一次 PSA 筛查，必要时加上直肠指检，这对于前列腺癌的早期诊断极为重要。

五

人为什么会得前列腺癌

同样都是男人，为何有些人就这么不幸，被前列腺癌给"盯"上了呢?

1 **前列腺癌的发病原因有哪些?**

每种肿瘤的发生都有自己的病因，前列腺癌也不例外。随着对前列腺癌的深入研究发现，前列腺癌的发生的确有一些特殊的因素，有以下几点已得到医学界广泛认同，包括：年龄、种族、遗传因素。

（1）**年龄**：前列腺癌与年龄呈明显的相关性，50岁以后，其发病率呈指数增长。70岁以上人群前列腺癌发病率已超过膀胱肿瘤，位居男性泌尿生殖系肿瘤第一位。

（2）**种族**：不同种族之间存在显著的差异。

（3）**遗传**：前列腺癌与遗传因素有关，同样是前列腺癌患者，如果他的家族中有3个或3个以上直系亲属患病，或至少 2 个为早期发病（55 岁以前），那么他遗传给后代的可能性比其他没有前列腺癌家族史的患者要高很多。另外，有前列腺癌家族史的患者，其确诊患前列腺癌的年龄比无家族史患者早 6 ～ 7 年。

2 前列腺癌有哪些诱发因素？

（1）炎症可能是前列腺癌的诱因之一。有研究表明，前列腺炎与前列腺癌的发生、发展可能存在一定的关系，肥胖等代谢因素也可能影响前列腺癌的发生，具体机制尚不清楚。

（2）前列腺癌与性活动有关。绝大多数前列腺癌是依赖雄激素的，受到血液内睾酮控制。有研究表明，性活动较多的男性患前列腺癌的风险会明显增加。青春期开始比较早，初次遗精越早，发生前列腺癌的危险性越大，离婚或丧偶者前列腺癌病死率高于有配偶者。还有学者认为，手淫与前列腺癌也有相关性，失去性功能的年龄越大，患前列腺癌的危险性越大。当然，这些理论并未得到最终临床证实，且多数研究是基于西方国家人群，不一定适合我国的实际情况。

（3）高脂肪饮食是前列腺癌的危险因素。其中红肉危险性最大，鱼和奶制品的脂肪则影响较小。

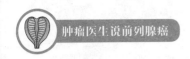

3 吃什么能降低前列腺癌的患病风险?

目前,已经有许多科学实验证实,一些健康的生活方式对预防前列腺癌的发生具有积极作用。

有研究表明,蔬菜水果中的类胡萝卜素转化而来的维生素A会降低前列腺癌的发生。维生素D、维生素E、木脂素、异黄酮的摄入可以降低患前列腺癌的风险。硒和锌元素的水平和前列腺癌发病率呈较强的负相关,即随着这两种元素摄入量的增多,前列腺癌的发病率逐渐下降。绿茶中含有的黄醇酮,有抑制癌细胞的作用(见图3)。

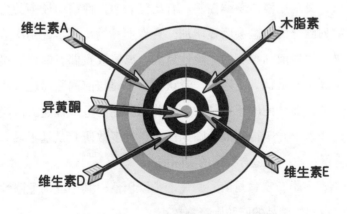

图3 这些营养素能降低前列腺癌患病风险

六

这两类人群易患前列腺癌，千万要警惕

上文提到，目前被医学界所公认的前列腺癌高危因素有三个：年龄、种族、家族史，这是与前列腺癌发病直接相关的三个因素。

1 年龄越大，前列腺癌风险越高

前列腺癌与前列腺增生一样，也是一种老年病，甚至有专家认为"只要年龄足够大，每个男性最终都会得前列腺癌"。在每年新诊断的前列腺癌患者中，65 岁以上人群占 80% 左右，而且随着年龄增长，诊断前列腺癌的可能性随之升高。相反 50 岁以下人群前列腺癌的发病率很低。

不过，有研究报道，50 ～ 60 岁前列腺癌的发病率近年来持续缓慢升高，说明前列腺癌也逐步年轻化。根据以上数据，美国医学界已经推荐 50 岁以上的男性（尤其前列腺癌高危人群）

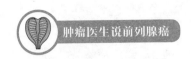

定期进行前列腺癌的筛检，以提高早期诊断率。我国前列腺癌普查尚未全面开展，应从多大年龄开始普查目前尚未形成定论。

2　家中有前列腺癌患者，后代患病风险高

　　家族史是前列腺癌发病的第三个高危因素。家族中有前列腺癌的男性患者，遗传到后代的可能性相对其他没有前列腺癌家族史的患者要高很多。

　　如果一个人的一级亲属（即父亲、儿子或兄弟）中已有一人确诊前列腺癌，那么这个人患前列腺癌的风险比一级亲属没有此病的人群高2倍（见图4）。

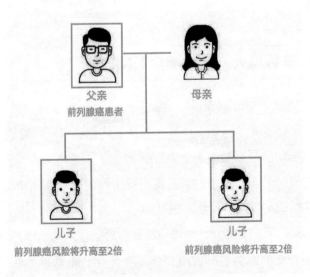

图4　前列腺癌的高危因素——家族史

如果一个人的一级亲属中已有 2～3 人确诊前列腺癌，其患前列腺癌的风险将升高至 5～11 倍。

　　而且，亲属中诊断前列腺癌的年龄越小，其患前列腺癌的风险越高。有前列腺癌家族史的患者，其确诊前列腺癌的年龄比无家族史患者要早 6～7 年。

　　以上是目前比较公认的前列腺癌的高危因素，当然，前列腺癌的患病风险因子不只是这些，随着科学的发展，可能会有更多的患病风险因子被发现。

七

前列腺癌是如何越变越"坏"的

在前文曾经提到，"大部分中国患者一旦诊断前列腺癌，往往已进入晚期阶段"。那么，前列腺癌在早期是怎样的一种状态，又是如何一步一步发展至晚期的呢？下面就来给大家介绍一下前列腺癌的发展历程。

1 早早期：隐匿的潜伏者

很多癌症一旦发现后必须马上治疗，否则肿瘤越来越大，最终危及患者生命。但前列腺癌是比较特殊的，因为它比较"懒"，从而具有一种"非临床"形式，这种"非临床"形式是指一部分前列腺癌可能在很长时间内不产生明显变化，在人的体内与机体"和平共处"，不对健康构成危害。这种情形临床上称为潜伏性前列腺癌。由于本身体积小，并不构成对尿道部位的压迫，因此，临床上根本没有任何症状。

2 早期：渐露本来面目

对部分患者来讲，若潜伏的癌细胞继续增殖，就会在前列腺内部形成结节，慢慢会变成临床有诊断治疗意义的前列腺癌，这时就需要进行积极的治疗了。

3 中期：试图蒙混过关

如果前列腺癌在早期阶段未进行积极治疗的话，它会逐渐增大，一部分肿瘤会压迫尿道，导致尿路梗阻，会引起尿频、尿急、排尿费力等症状，此时容易与前列腺增生相混淆（见图 5）。

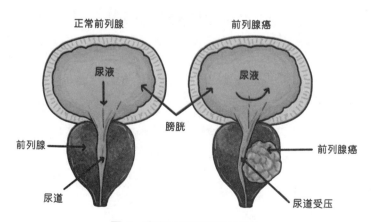

图 5　肿瘤压迫导致尿路梗阻

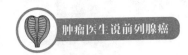

4 晚期：已然得逞

当部分肿瘤进一步发展并穿透前列腺外面一层包膜，甚至侵犯到膀胱、精囊、直肠等器官后，此时可能会出现血精、尿频、大便习惯改变等一些症状，但程度往往轻微，还是容易被患者忽视。

当前列腺癌继续发展，肿瘤细胞就会随着血液、淋巴液等向远处转移。前列腺癌最常见的远处转移部位是骨骼，且发生转移的时机较早。骨转移严重到一定程度就会引起骨痛，以腰部、骶部、髋骨疼痛最常见。另外，前列腺癌也会发生脏器和软组织的转移，例如肝脏、肺脏、淋巴结转移等，一般伴有内脏转移的前列腺癌患者预后较差。

面对如此狡猾的前列腺癌，男性朋友要做到早发现、早诊断、早治疗，这才是对待前列腺癌的有效方法。

前列腺增生不治疗，会转变为前列腺癌吗

现在有很多不良媒体报道："前列腺增生不治疗会变为前列腺癌""前列腺增生是癌前病变"。事实上这是一个原则性错误。前列腺增生全称叫作良性前列腺增生，顾名思义是良性的老年病，不会发生癌变，它与前列腺癌完全是两码事。到目前为止，没有任何证据能够证明前列腺增生与前列腺癌的发病存在明确的关系。

不过，虽说两者不是同一回事，但也不要掉以轻心，因为很多时候，老年人的前列腺问题并不是那么容易进行区分的。

1 为何前列腺增生和前列腺癌难鉴别？

首先，早期的前列腺癌并无任何症状，故而临床上很难通过症状与前列腺增生相鉴别。虽然前列腺癌严重时可能会出现尿频、尿急、排尿费力等症状，但这些同时也是前列腺增生的

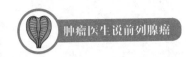

症状。往往前列腺癌直到中晚期才会出现血尿、骨转移疼痛等症状。而且，前列腺癌的发病年龄与前列腺增生一样，多集中于老年人。

那么究竟该如何区分呢？提醒各位男性朋友，早期发现前列腺癌的方法是定期检查前列腺。建议 50 岁以上的男性都参加每年一次的体检或早癌筛查，那些有症状的、患有前列腺增生的患者，更需要接受相关检查，以便将可能"混迹"于前列腺增生中的癌症及时"揪"出来。

2 前列腺增生可以不用治疗吗？

事实上，男性随着年龄的增长，前列腺都会出现程度不一的增生。这种绝大多数的单纯体积增长的前列腺增生并不会引起症状，或者症状非常轻微，对生活影响较小，也不会危害健康，不需要特殊治疗。只有小部分患者出现明显的症状，如尿频、尿急、排尿困难等，影响了正常生活，需要接受口服药物等保守疗法，另有 10% 的患者需要接受手术治疗。

研究表明，前列腺癌和前列腺增生这两种疾病的生物基础有相似的地方，都和雄激素有关系，同时都发生于老年人。只是前列腺增生症状是逐渐发生的，主要是会影响排尿，而前列腺癌在早期没有任何特殊症状，到了晚期肿瘤压迫尿道才会产生和前列腺增生一样的症状。另外，前列腺癌有可能转移，转移到一个部位会引起相应的症状。

3　医生是如何区分前列腺增生和前列腺癌的？

前列腺位于膀胱出口处，包绕着尿道，正常情况下如一个板栗大小。前列腺增生与前列腺癌在前列腺中的发病部位和发病模式是不一样的，前列腺增生主要是集中在靠近尿道周围的移行带的增生，而前列腺癌则好发于前列腺外周带。前列腺增生会导致腺体肥大，而前列腺癌则是一种浸润性生长。

老年朋友如果出现了排尿困难、尿频，自己是无法判断是否是前列腺癌的，应该到医院进行检查。

首先，医生会从症状进行判断，如是否出现了尿频、尿急、排尿费力、血精、尿及大便习惯改变等症状。

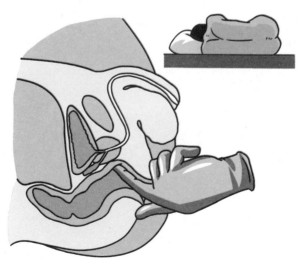

图 6　肛门指诊

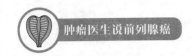

其次，医生可能会通过直肠指诊来进行判断，医生通过手指触摸可以感觉到前列腺大小、形状、有没有硬结等特殊变化，一般有经验的医生通过触摸就可以判断出 80% 左右的硬结性质，这是一种简单、有效、经济的检查手段（见图 6）。

除此之外，还有抽血检查前列腺特异性抗原（PSA）的方法。

综上所述，可以用以下三句话概括前列腺增生与前列腺癌的关系：前列腺增生不是癌症；前列腺增生不会转化为癌症；前列腺增生与前列腺癌有可能并存。

九

前列腺会发生哪些恶性肿瘤

我们常说的前列腺癌，指的是发生在前列腺的上皮性恶性肿瘤，是男性泌尿生殖系统最常见的恶性肿瘤。其实前列腺的恶性肿瘤有好几种，并不仅仅是前列腺癌。

1 前列腺转移性癌——转移而来的恶性肿瘤

很多癌症到了晚期，都会发生转移。"前列腺转移性癌"，顾名思义，前列腺部位的肿瘤是自其他部位的肿瘤转移而来的。比较常见的、容易转移到前列腺的恶性肿瘤，如甲状腺癌等。

2 前列腺肉瘤——发病率第二位的前列腺恶性肿瘤

前列腺肉瘤的发病率约占前列腺恶性肿瘤的 0.1% 以下。可发生于任何年龄，30% 发生在 10 岁以下，75% 发生于 40 岁以下。

（1）横纹肌肉瘤：是儿童最常见的恶性肿瘤，又可分成三类：

● **胚胎性横纹肌肉瘤**：最常见的类型。病理特征为：横纹肌母细胞呈散在分布，分化差的区域由小而圆或卵圆的细胞组成，核浓染；胞浆少而界限不清；分化好的区域可有横纹肌母细胞形成，胞浆红染，部分细胞浆内有横纹；部分病例可有不成熟的软骨或骨组织。

● **腺泡性横纹肌肉瘤**：较少见。病理特征为：分化差的圆形或卵圆形肿瘤细胞排列成不规则腺泡结构，细胞间界清楚。

● **多形性横纹肌肉瘤**：少见。病理特征为：细胞有明显的异型性，巨核肿瘤细胞可见，部分细胞胞浆红染，有横纹肌形成。

（2）平滑肌肉瘤：占前列腺肉瘤的 25%。病理特征为：细胞梭形、纺织排列；核呈梭形，浓染，核分裂象易见；胞浆红染，界不清；结合蛋白和肌动蛋白免疫组化染色阳性。

（3）间质肉瘤：少见。病理特征为：未分化、高度恶性的梭形细胞肿瘤。

3 癌肉瘤——非常罕见的特殊肿瘤

有明确的癌和肉瘤的组织成分方可诊断癌肉瘤。肉瘤组织内常可见软骨和骨组织。

4　恶性纤维细胞瘤——更为罕见的恶性肿瘤

恶性纤维细胞瘤非常罕见，至今世界上共有 3 例报道。

5　其他

如叶状囊肉瘤、恶性淋巴瘤、恶性黑色素瘤、脂肪肉瘤等，均有报道，但均较罕见。

如何早期发现善于隐蔽的
前列腺癌

众所周知，目前治疗癌症最好的方法就是早期发现、早期治疗。

很多种癌症早期的治愈率能超过90%，而到了晚期，可能只剩下30%左右。但由于前列腺癌善于隐蔽，早期通常没有典型症状，出现尿潴留、血尿甚至骨痛、贫血等较明显的症状时，往往已经是进展期、晚期。这种情况目前在我国尤为普遍。

针对前列腺癌的发病情况，我们与欧美国家做个对比。前列腺癌已成为欧美老年男性的"头号杀手"，发病率上升至第一位，死亡率排在第二位。美国2015年新发前列腺癌患者达22万余人，占所有新发恶性肿瘤的26%，而死亡的前列腺癌患者不到3万人，占死亡恶性肿瘤患者的9%。反观国内2013年，前列腺癌患者虽只占新发肿瘤病例的2.74%，但死亡的患者也占2.26%，由此可见，我国中晚期前列腺癌患者的比例明显高于欧美国家。这对我国前列腺癌患者的治疗效果及长期生存，都产生了直接影响。

那么，怎样才能在早期就发现前列腺癌的"蛛丝马迹"呢?

1 **发现早期前列腺癌简单有效的方法**

通过准确可靠、简单易行的手段早期发现癌症，可以争取早期治疗的时机，达到延长患者寿命、提高生活质量的效果。抽血查前列腺特异抗原（PSA）（见图7）和直肠指检（DRE），是目前发现早期前列腺癌简单有效的方法。

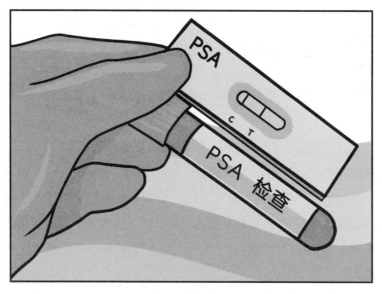

图 7 PSA 检查

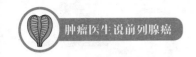

PSA 的检查（前列腺癌筛查）究竟能否降低前列腺癌的死亡率呢？我们用数字来说话。

国际癌症联盟进行了一项研究，有 182000 名男性参加，这些人被随机分成两个组——筛查组和对照组。筛查组每年检查一次 PSA，对照组则什么都不做，追踪随访时间为 8.8 年。结果发现，筛查组有 214 人死于前列腺癌，而对照组则为 326 人，所以 PSA 的筛查可使前列腺癌死亡风险降低 20%。

另外一项大型的前列腺癌筛查的前瞻性流行病学研究中，调查了 20000 名男性，也随机分成筛查组和对照组，随访了 14 年。2010 年在"柳叶刀"杂志发表结果显示，"前列腺癌筛查降低前列腺癌死亡率约 50%"。

2　需要医生与患者共同采取的措施

早期发现前列腺癌，任重而道远，需要医生和患者的相互配合，共同努力。

（1）加强有关前列腺癌知识的宣传和普及，注重健康体检，并把前列腺癌的早筛纳入体检项目。

（2）通过血清前列腺特异抗原检测和直肠指诊发现可疑病例，尤其对 50 岁以上有尿急、尿频、排尿困难等下尿路症状的男性，以及有前列腺癌家族史的男性人群，应从 45 岁开始定期检查。

（3）视具体情况，选择经直肠超声和多参数磁共振等影像学检查完成可疑病灶的定位诊断。

（4）通过 TRUS 引导下的前列腺系统穿刺活检获得病理诊断。

十一

直肠指检，不可忽视的
"一指神功"

直肠指检又称"肛诊"。简单来说，就是医生用食指由肛门伸入直肠的检查方法。

1 直肠指检的操作方法

检查者戴手套，涂适量润滑油，先用探查的食指轻轻地按摩肛门口，待肛门括约肌放松后，再将探查手指徐徐插入肛门，触摸肛门口及直肠壁。

2 直肠指检能发现哪些问题？

此种检查法简便易行，虽然看起来"羞羞的"，但却不可忽视。它不仅对肛门、直肠的局部病变具有重要诊断价值，而且是诊断前列腺和精囊病变的一项不可缺少的检查方法。

前列腺紧邻直肠，可以通过直肠指检扪及。前列腺直肠指检主要是了解前列腺的形态、大小、硬度，表面是否光滑，有无结节与压痛，中央沟是否存在、变浅或消失，腺体是否固定，触诊有否捻发感等，同时了解肛门括约肌、直肠及精囊情况。一般需由泌尿外科专科医生完成，是早期发现前列腺癌的重要检查手段。

　　大多数前列腺癌都起源于前列腺的外周带，约 18% 的前列腺癌患者是单独由指检发现的，而且指检异常的患者往往具有更高病理评分的前列腺癌。如果指检发现前列腺硬度增大，表面凸凹不平，有可疑硬结，就需要进一步进行前列腺穿刺活检以排除前列腺癌风险。

　　此外，还需注意的是，有些前列腺癌被触摸到和正常前列腺并无异常，所以直肠指检有一定局限性，需结合血 PSA、直肠超声及磁共振等检查。

十二

前列腺结节是肿瘤吗

1 前列腺的构造

前列腺是实质性腺器官，结缔组织和平滑肌构成前列腺被膜，并伸入腺内构成腺的间质，分隔包围腺泡和导管。位于膀胱与尿生殖膈之间，包绕尿道根部，其形状和大小均似稍扁的栗子。

2 结节有"善恶"，早发现早治疗

任何组织结构的病变都可能形成结节，所谓的前列腺结节，性质未定、有良恶性的区别，通常为前列腺的癌性病变。但良性前列腺增生、前列腺结石、前列腺结核、肉芽肿性前列腺炎等也会有硬结的症状。进一步的检查及鉴别诊断，显得非常重要。

所以，发现前列腺结节首先要依据前列腺癌的早筛流程，进行血 PSA、DRE 检查，必要时进行前列腺磁共振检查；其次要结合患者年龄、PSA 水平，决定是否需要做进一步穿刺，通过穿刺明确结节性质。最后穿刺明确前列腺癌后，再根据患者综合情况选择进行手术治疗、内分泌治疗或者放疗。

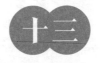

为何选择 PSA 作为
筛查指标

随着饮食习惯和生活方式的改变，以及人口老龄化的加剧，我国前列腺癌的患病人数也将持续增长。因此，关于前列腺癌的诊疗管理也不得不被重视起来。

早期的前列腺癌通常没有症状，目前公认的前列腺癌最佳的初筛方法是直肠指检联合 PSA 检查。

1 为什么选择 PSA 作为筛查的指标?

PSA 的全称是 Prostate Specific Antigen，即前列腺特异性抗原，是一种主要由前列腺腺泡和导管上皮细胞合成的糖蛋白。在正常生理条件下，它主要局限于前列腺组织内，前列腺导管系统周围环境的正常屏障作用能防止高浓度 PSA 外泄到细胞间隙，从而维持了血液循环中 PSA 的低浓度。而前列腺疾病会导致前列腺正常组织破裂，使得大量的 PSA 进入人体的血液循环，因此血清中的 PSA 是提示前列腺癌可能性的重要标记物。

2 如何进行 PSA 筛查？

目前国内外比较一致的观点是 PSA ≤ 4ng/mL 为正常，4 ～ 10ng/mL 为"灰色地带"（此时发生前列腺癌的可能性为 25% 左右，前列腺癌穿刺阳性率为 15.9%，构成了进行前列腺癌判定的灰区），PSA > 10ng/mL 时，需要做前列腺穿刺活检以排查前列腺癌。

近年来有学者提出血清 PSA 密度（PSAD），PSA 速率（PSAV）和游离 PSA 比值（F/T）的概念，以提高 PSA 诊断早期前列腺癌的敏感性和特异性，降低假阳性率。

如果 PSA 值正常也不可掉以轻心，有些药物，如非那雄胺、锯叶棕、某些植物制剂等会降低血清 PSA 水平，导致结果出现假阴性。

一般认为年龄在 40 ～ 49 岁的男性，PSA 正常值范围为 0 ～ 2.5ng/mL，对于基线 PSA > 1ng/mL 的 40 ～ 49 岁男性，因其 PSA 基线水平较大部分正常男性来说处于较高水平，应当给予更高的警惕性，避免因为 PSA 阈值而造成的漏诊。PSA 相关检查与直肠指检的联合应用更能提高前列腺癌的检出率。

3 哪些人需要做 PSA 筛查？

PSA 筛查发现的多数为局限性癌，不能特异性诊断高侵袭性前列腺癌；而筛查假阳性结果可能导致伤害，如过度诊断和过度治疗，以及因此可能造成精神损伤。然而在当今国内大多数初诊患者在诊断时已经出现骨转移的现状下，PSA 作为前列腺癌筛查手段仍然具有重大的意义，对目前状况仍然是利大于弊。

建议在高危人群中，有下尿路症状的老年男性、有前列腺癌家族史者、前列腺癌高发地区老年男性人群等，进行 PSA 筛查能够尽早发现前列腺癌。

PSA 不但可以作为早期发现前列腺癌的工具，还可以作为监测疾病的治疗效果和发展的一个重要的参数。

十四

如何确诊前列腺癌

目前，直肠指检联合血清的前列腺特异性抗原检查是公认的早期前列腺癌最初筛查方法，前列腺影像检查以核磁共振（MRI）为主、PSA 为辅，MRI 诊断以 T2 和扩散加权成像（DWI）为主，动态增强扫描为辅，MRI 诊断前列腺癌的活检诊断率达80% 以上。正常情况下前列腺不大，MRI 移行带信号均匀或者混杂，动脉血供丰富，不均匀或均匀强化；外周带长 T2 信号，即高信号影，动脉期未见异常强化。前列腺癌患者 MRI 外周带呈结节块状短 T2 异常信号（低信号），DWI 稍高和高信号；动脉期轻至中度异常强化，实质期和延迟期廓清；存在超高 b 值DWI；病灶呈异常高信号。

临床上大多数通过系统性的前列腺穿刺活检获得病理诊断，少部分患者通过前列腺手术后的标本明确病理诊断。还有一种情况，就是如果患者出现了骨转移，PSA > 100ng/mL，可以进行临床诊断，虽然没有病理学的证据，但是仍然是可以诊断的。

十五

"高大上"的 PET-CT，
前列腺癌患者有必要做吗

1　PET-CT 是什么?

首先我们需要了解什么是 PET-CT，这项检查的中文名叫"正电子发射计算机断层扫描"。

因肿瘤组织都有高代谢的特点，如果将具有可发射正电子的显像剂 18F- 脱氧葡萄糖注入体内，与正常组织相比，肿瘤组织摄取 18F- 脱氧葡萄糖更多，此时通过计算机断层扫描，就能发现早期的肿瘤或早期肿瘤转移。

2　前列腺癌 PET-CT 怎么做?

因为早期前列腺癌或早期转移性前列腺癌组织对 18F- 脱氧葡萄糖摄入较低，不推荐使用常规肿瘤的 PET-CT 作为前列腺癌的 PET 检查。而 18F- 胆碱、11C- 胆碱可用于探测前列腺癌细胞的增殖状态，在 PSA 水平较低时，对一部分复发病灶也有一定检测能力，但在原发前列腺癌的检测和定位中具有局限性。

近年来，科学家发现前列腺特异膜抗原（PSMA）是一种由前列腺上皮细胞分泌的糖蛋白，几乎在所有前列腺癌类型中呈高表达，且随肿瘤分期和分级的升高而增加，而在正常人体细胞中几乎无 PSMA 表达。

科学家们采用 68Ga 和 18F 标记与 PSMA 靶向结合抗体作为显像剂，这样可以使前列腺癌细胞特异显像。PSMA PET-CT 能够显著提高转移病灶的诊断准确率，使其优于传统的影像学检查，如 MRI、CT、骨 ECT 等。PSMA PET-CT 检查费用贵，目前仍未普及。目前来说，诊断前列腺癌主要还是依靠血 PSA、前列腺多参数 MRI、肛门指检，并通过前列腺穿刺活检最终确诊。

对于以上检查结果无法确诊的患者，可采用 PSMA PET-CT 检查。

另外，对于需了解全身有无早期转移的前列腺癌患者，也可以做 PSMA PET-CT 检查。

十六

前列腺癌穿刺必须做吗，要注意什么

　　穿刺活检是诊断前列腺癌的金标准。穿刺活检不但能明确诊断，还可以进一步了解病理类型，为后续治疗提供指导性意见。因此有以下前列腺穿刺指征，且无禁忌证的患者，建议行前列腺穿刺活检（见图8）。

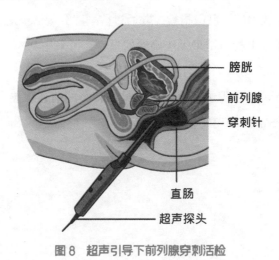

膀胱

前列腺

穿刺针

直肠

超声探头

图8　超声引导下前列腺穿刺活检

1 前列腺穿刺适应证

①直肠指检发现前列腺可疑结节，任何 PSA 值；②前列腺超声或 MRI 发现可疑病灶，任何 PSA 值；③ PSA>10ng/mL，任何 f/t PSA 和 PSAD 值；④ PSA 4 ~ 10ng/mL，异常 f/t PSA 值和 / 或 PSAD 值。

2 前列腺穿刺活检禁忌证

①处于急性感染期、发热期；②有高血压危象；③处于心脏功能不全失代偿期；④有严重出血倾向的疾病；⑤高血压、糖尿病等合并症控制不良；⑥合并严重的内、外痔，肛周或直肠病变者不宜经直肠途径穿刺。

3 注意事项

（1）对于准备进行前列腺穿刺活检的患者，术前均建议口服抗生素，常用的有氟诺酮类药物；第一、第二和第三代头孢菌素；氨基糖苷类。

（2）术后需观察血尿、血便情况，一般术后有 1 到 2 次血尿或血便属于正常现象，但发现血尿、血便严重需及时就诊。

十七

前列腺穿刺怎么做

前列腺穿刺的手段有很多种。

1 按穿刺路径分类

（1）超声引导下经直肠穿刺活检

优点：操作简单、手术时间短、临床应用广、无须局部麻醉。

缺点：感染并发症发生率高，对于前列腺前、尖部肿瘤检出率低，需要预防性口服抗生素并进行肠道准备。

（2）超声引导下经会阴穿刺活检

优点：能够有效获得前列腺各区域组织，提高前列腺前、尖部肿瘤检出率，并发症发生率低。

缺点：疼痛感增加、技术要求高、学习曲线长、需要局部麻醉。

2 按穿刺方式分类

（1）系统穿刺

超声引导下前列腺系统穿刺是标准的穿刺方法，一般建议穿刺 10 ～ 12 针或以上，因为穿刺针数为 6 针时检出率较低，穿刺针数为 10 ～ 12 针时，可提高检出率且不增加并发症的发生率，而当穿刺针数大于 20 针（饱和穿刺）时，可进一步提高前列腺癌检出率，但出血、感染、尿潴留等并发症的风险会相应增加。根据患者 PSA 值、肛门指检、MRI 或超声结果，在常规的 10 ～ 12 针系统穿刺基础上对可疑病灶进行靶向穿刺可进一步提高检出率。

（2）靶向穿刺

近年来基于多参数 MRI 的前列腺靶向穿刺在国内开展日趋广泛。多参数 MRI 能够更可靠地定位可疑区，既能减少穿刺针数，又能有效地提高穿刺的准确性，也提高了 Gleason score ≥ 7（包括 4+3、3+4）的前列腺癌检出率，减轻患者痛苦并减少术后并发症。但目前靶向穿刺在国内开展相对较少，技术不够成熟。目前多采用系统穿刺 + 靶向穿刺结合以提高阳性率。

十八

前列腺癌的恶性程度到底有多高，且看 Gleason 评分

在临床上，很多患者看到 Gleason 评分都会满脑子疑问，"Gleason 是谁？为什么他要给我评分？"

如同裁判给运动员评分要依据一定的标准，医生给肿瘤的恶性程度评定等级也要有相关依据和标准，所以，我们可以先将 Gleason 评分理解为前列腺癌恶性程度的一个评分，也就是前列腺癌的分级。

1 如何给前列腺癌划分等级？

我们可以做这样的比喻：肿瘤好比是坏人，不同坏人坏的程度和破坏力也是有区别的，小偷小摸的小蟊贼是坏人，江洋大盗是坏人，搞恐怖袭击的也是坏人；他们都叫坏人，但是坏的程度有所不同。

同理，同样是恶性肿瘤，不同分级的肿瘤恶性程度不同，

它的生长速度、复发和转移的可能性也有很大差异。分化较好的恶性肿瘤可能一年才长几毫米，而分化较差的恶性程度高的肿瘤则有可能以肉眼可见的速度迅速增长，并且很快出现淋巴结转移和远处转移。

所以，分级就是要找出肿瘤的分化程度，它是肿瘤的病理诊断中很重要的一个指标。

不同类型肿瘤的分级方法不同，在前列腺癌中我们最常用的就是 Gleason 评分。它由 Donald F. Gleason 提出，根据病理学表现的不同，将前列腺癌分为 5 级，1 级的恶性程度最低，5 级的恶性程度最高。

2 Gleason 评分具体该怎么看？

Gleason 评分由两个数字相加的形式构成：A+B。A 表示在前列腺癌组织中占比最多的癌结构的评分；B 则表示占比次之的癌结构的评分。

怎么理解呢？上面提到了，同样是坏人，坏的程度也不同，在一个团伙中的人数也不同。可以将前列腺癌组织想象为一个鱼龙混杂的社会组织，由多个不同等级的坏人（癌结构）混合而成，而一个组织里越坏的人（分化较差的肿瘤）占的比例越高，这个组织的社会危害力越大。

Gleason 评分中的 A 和 B 分别对应着数字 1 ～ 5 级其中一个（1、2 级极少见），这两个数字相加的总数，便为 Gleason 评分

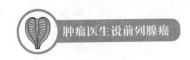

的最终分数。例如，A 评分是 3 分，B 评分是 4 分，Gleason 评分则为 3+4=7 分。

Gleason 评分对应的恶性程度

Gleason 评分	恶性程度	肿瘤状况
≤ 6 分	最低	前列腺癌通常发展比较缓慢，呈惰性生长
=7 分	中等	同样是 7 分，恶性程度也不同，"4+3"的主要癌细胞分级为 4 级，恶性程度要高于 "3+4"
≥ 8 分	很高	容易出现骨转移和其他远处转移

事实上，我国很大一部分转移性前列腺癌（也就是晚期前列腺癌）以及部分局限性前列腺癌（也就是早期前列腺癌）是 Gleason 评分 8 分或以上的，所以需要积极的治疗才能控制住肿瘤的发展。

看到这里，大家可能对前列腺癌的 Gleason 评分有了一定的了解。临床上在前列腺癌的治疗中，泌尿外科医生需要综合判断肿瘤的分期、Gleason 评分以及 PSA 等多个因素，对前列腺癌有一个综合的认识和判断，才能制订出合理的治疗方案，尽可能地杀伤肿瘤细胞，使患者获益。

十九

什么是前列腺上皮内瘤变
（PIN）

前列腺上皮内瘤变发生在前列腺导管及腺泡，是指这个部位被覆的上皮发生了瘤变，可分为低级别上皮内瘤变和高级别上皮内瘤变。

1 低级别上皮内瘤变

低级别上皮内瘤变的病变程度较低，通常与前列腺癌无关。事实上，病理医生很难区别低级别上皮内瘤变和良性前列腺增生，故病理很少报告。

而且，穿刺活检诊断为低级别上皮内瘤变的患者，如若接受再次穿刺活检，发现其患前列腺癌的风险并不比良性前列腺增生的患者高。

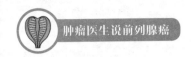

2 高级别上皮内瘤变

高级别上皮内瘤变在前列腺穿刺标本中的发生率约为 5%。高级别上皮内瘤变的病变程度较高，是指前列腺导管或腺泡上被覆具有恶性特征的细胞，其组织结构和类型多样。

临床对于高级别上皮内瘤变的诊断意义在于，有 20% ～ 25% 初诊发现孤立高级别上皮内瘤变的患者，如果再次穿刺活检可能发现癌。故建议在 2 针或以上穿刺组织中发现高级别上皮内瘤变患者需进行重复穿刺。有专家建议在一年内进行重复穿刺。

总的来说，前列腺上皮内瘤变无须担心，若病理为高级别上皮内瘤变，应定期复查 PSA、肛门指检、前列腺超声等。

如何发现前列腺癌是否转移，常用的检查方式有哪些

在前列腺癌治疗的全程，应时刻关注 PSA 指标的变化，治疗中 PSA 快速、深度、持久地下降非常重要，而 PSA 升高往往与临床病情病程进展有关，常提示预后不良或复发。

前列腺癌患者进行前列腺切除术后 PSA 应降至不可测水平，大多数患者应在术后 4 ～ 6 周降至正常，否则提示可能存有残留。

发生转移时多伴随血 PSA 升高，所以治疗后如果出现 PSA 降低后反弹，要警惕局部复发或远处转移的可能。

前列腺癌转移常见的部位是淋巴结转移和骨转移，也可能会出现内脏转移（如肝脏、肺、肾脏等）。

1 发生前列腺癌转移的表现（见图 9）

（1）骨转移

主要表现为转移部位疼痛。

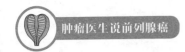
（2）淋巴结转移

可能会出现肿大的淋巴结，多数情况下没有症状，偶有淋巴回流障碍引起的水肿。

（3）内脏转移

转移到不同器官会有不同的症状，如肝转移时引起肝功能异常；肺转移时出现咳嗽、胸痛等。

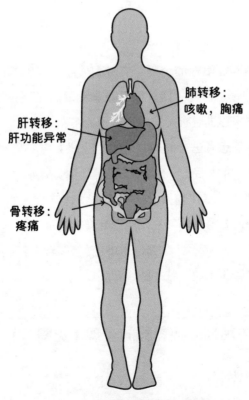

图9　前列腺癌转移部位及症状

2 如何判断前列腺癌是否发生了转移？

要选择哪种检查手段来确诊前列腺癌是否发生了转移，需要医生根据患者的症状、PSA 等进行综合考虑。

骨转移常用的检查方式为骨扫描。

内脏及淋巴结转移多采用超声检查，敏感性高，且无创、经济。

确诊肺部有无转移可进行胸部薄层 CT 检查。

MRI（核磁共振）检查也是了解有无前列腺癌转移的常见检查手段。

目前，对前列腺癌是否发生转移诊断敏感性最高的是 PSMA–PETCT（前列腺特异性膜抗原 – 单光子发射计算机断层摄影技术）。

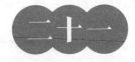

什么是局限性前列腺癌，能根治吗

局限性前列腺癌是指肿瘤仅仅局限于前列腺，没有侵犯身体的其他部位或发生转移，也就是常说的 T1N0M0 和 T2N0M0 期肿瘤。

1 什么是 T1 期、T2 期?

T1 期是指临床隐匿性肿瘤，医生在做检查时不可扪及，影像学也难以发现。

T1a：偶发肿瘤的体积≤前列腺组织的 5%；

T1b：偶发肿瘤的体积＞前列腺组织的 5%；

T1c：不可扪及，仅穿刺活检发现的肿瘤（如由于 PSA 升高）。

T2 期指医生做检查时可以触及肿瘤，但肿瘤局限于前列腺内。

T2a：肿瘤限于前列腺单叶的 1/2（≤ 1/2）；

T2b：肿瘤超过前列腺单叶的 1/2，但限于该单叶；

T2c：肿瘤侵犯前列腺两叶。

2 局限性前列腺癌的治疗方法

局限性前列腺癌的治疗首选根治性切除术，目前多选择微创手术治疗。

微创手术方式有腹腔镜下前列腺癌根治性切除术和机器人辅助下前列腺癌根治性切除。目前根据统计，这两种手术的效果及术后并发症等无明显统计学差异。不过，由于机器人手术在尿道吻合方面具有显著的优势，使机器人辅助下前列腺癌根治性切除术慢慢成为主流。

对于一些体质差的患者，可以选择根治性放疗，据研究报道，前列腺癌根治性放疗可达到手术根治同样的效果。

对于有性功能需求的低危前列腺癌患者，可以选择保留性神经手术。

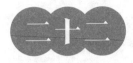

医生是怎么判断前列腺癌的早晚期的

我们经常会在影视剧或日常生活中，听到医生诊断出患者现在是肿瘤早期或者晚期。那么，肿瘤医生究竟如何判断一个癌症患者的分期呢？到底什么算早期，什么是晚期呢？

其实，患者处于肿瘤的早期还是晚期，医生是无法通过"相面"就能判断出来的，而是要通过一系列的检查来综合判断。

肿瘤科医生判断所有恶性肿瘤的预后和严重程度时，都主要考虑两个因素，那就是肿瘤的分期和分级。肿瘤的分级在前面的 Gleason 评分中已有介绍，下面我们重点谈一谈分期。

1 肿瘤分期的依据是什么？

所谓分期，通常要考虑以下几个方面：肿瘤的大小、浸润深度、是否侵犯周围器官、是否有淋巴结转移和远处转移。

我们可以理解为，患者的肿瘤发现得越晚、肿瘤在体内生长的时间越长，那么分期也就越晚，相应肿瘤的预后就会越差，治愈概率也就会相应降低；而通过规律的体检，定期进行早癌筛查，在肿瘤处于萌芽阶段就及时发现它，那么相应分期也就越早，也更有可能通过手术或放化疗等方法根治肿瘤。

2　前列腺癌是如何分期的？

各个器官肿瘤最常用的分期系统是 TNM 分期。

T：Tumor，指要综合判断肿瘤原发灶本身；

N：lymph Nodes，指淋巴结转移情况；

M：Metastasis，指远处转移情况。

医生会综合肿瘤的 T、N、M 分期得出最终的分期。

前列腺癌常用的 TNM 分期也要综合考虑肿瘤的大小、是否侵犯两侧叶、是否突破前列腺被膜、是否侵犯精囊腺和其他周围脏器、是否有淋巴结转移、是否有骨转移以及其他脏器转移等（见图 10）。

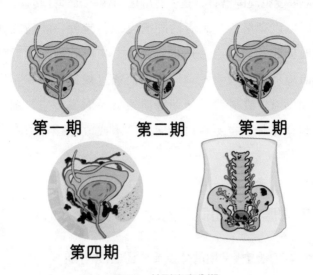

第一期　　第二期　　第三期

第四期

图10　前列腺癌分期

具体见下表：

前列腺癌 TNM 分期

原发肿瘤（T）	
临床	病理（PT）*
Tx 原发肿瘤不能评价	pT2* 局限于前列腺
T0 无原发肿瘤证据	pT2a 肿瘤限于单叶的 1/2
T1 不能被扪及和影像发现的临床隐匿肿瘤	pT2b 肿瘤超过单叶的 1/2 但限于该单叶

原发肿瘤（T）	
临床	病理（PT）*
T1a 偶发肿瘤体积<所切除组织体积的 5%	pT2c 肿瘤侵犯两叶
T1b 偶发肿瘤体积>所切除组织体积的 5%	pT3 突破前列腺
T1c 穿刺活检发现的肿瘤（如由于 PSA 升高）	pT3a 突破前列腺
T2 局限于前列腺内的肿瘤	pT3b 侵犯精囊
T2a 肿瘤限于单叶的 1/2（≤ 1/2）	pT4 侵犯膀胱和直肠
T2b 肿瘤超过单叶的 1/2 但限于该单叶（1/2-1）	
T2c 肿瘤侵犯两叶	
T3 肿瘤突破前列腺包膜 **	
T3a 肿瘤侵犯包膜（单侧或双侧）	
T3b 肿瘤侵犯精囊	
T4 肿瘤固定或侵犯除精囊外的其他临近组织结构，如膀胱颈、尿道外括约肌、直肠、肛提肌和 / 或盆壁	

区域淋巴结（N）***	
临床	病理
Nx 淋巴结区域不能评价	pNx 无区域淋巴结取材标本
N0 无区域淋巴结转移	pN0 无区域淋巴结转移
N1 区域淋巴结转移	pN1 区域淋巴结转移
远处转移（M）****	
Mx	
M0	
M1	
M1a 有区域淋巴结以外的淋巴结转移	
M1b 骨转移	
M1c 其他组织器官转移	
注：*：穿刺活检发现的单叶或两叶肿瘤，但临床无法扪及或影像不能发现的定为 T1c； **：侵犯前列腺尖部或前列腺包膜但未突破包膜的定为 T2，非 T3； ***：不超过 0.2cm 的转移定为 pN1mi； ****：当转移多于一处，为最晚的分期。	

　　肿瘤的分期对于患者的诊治极其重要，几乎所有患者治疗方案的选择和制订都需要根据这套分期系统来制订。另外，不同分期患者的预后也截然不同。

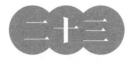

什么是骨扫描，与 X 光片检查有什么不同

　　骨扫描是一种全身性骨骼的核医学影像检查手段，它与局部骨骼的 X 线影像检查不同之处在于，做骨扫描检查之前需要注射放射性药物，等骨骼充分吸收后（一般至少需要两个小时），再用检测放射性的仪器，如发射型计算机断层扫描仪（Emission Computed Tomography，ECT）探测全身骨骼放射性分布情况。原理是放射性核素在体内循环，会被骨骼生长活跃的部位（肿瘤骨转移处）摄取，从而发现肿瘤骨转移的部位。

　　提到放射性核素，很多患者和家属都会心存顾虑。其实，骨扫描使用的核素剂量很小，一般不会对患者本人及家属造成危害。

　　骨扫描是目前诊断前列腺癌骨转移敏感的检查之一。值得注意的是，其他骨骼病变，如陈旧性骨折、骨关节炎等也会导致放射性物质浓聚，因此需要鉴别诊断。

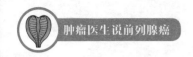

前列腺癌患者为何要做骨扫描？

骨扫描是前列腺癌分期评估中常用的检查方法，对于 PSA 持续升高的患者，可以通过骨扫描观察是否有浓聚区，来判断是否已经发生骨转移。

对于新诊断的 PSA > 10ng/mL 的前列腺癌患者，通常需要做骨扫描评估肿瘤的分期。

二十四

得了前列腺癌该怎么
选择医生

有不少患者有这样一个疑惑,"看前列腺疾病,要去泌尿外科;看癌症,要去肿瘤科。那么,得了前列腺癌,该看哪个科呢?"这确实是一个值得前列腺癌患者关注的问题,今天就给大家介绍一下得了前列腺癌,如何选择医生。

1 前列腺癌该看哪个科?

针对前列腺癌,现在已经有多种有效的治疗策略和治疗方法,可分为局部治疗和全身治疗。局部治疗主要包括针对前列腺的外科手术和放射治疗,全身治疗主要包括使用各种抗前列腺癌细胞的药物,以上治疗分别由泌尿外科、肿瘤放疗科、肿瘤内科医生来实施。

前列腺癌患者确诊后,医生首先需要根据病情的早晚(局限、进展还是转移),制订合理化、个性化的治疗方案。这些

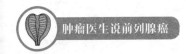

方案往往是一种或多种局部治疗和全身治疗相结合的综合治疗。因此，前列腺癌不同阶段的治疗，需要不同学科的多个医生来共同完成，称为多学科治疗（Multi-disciplinary Treatment，MDT）。前列腺癌的治疗应该由一个医生团队来完成，这已经成为现代肿瘤治疗的标准模式。

2 选择医生的几点建议

在患者知晓自己的血清 PSA 或直肠指检异常后，建议选择在前列腺癌治疗方面具有丰富的专业知识和经验的医生来负责诊疗的全过程。如果计划做前列腺癌根治术，应该选择手术经验丰富的医生。建议在就诊前到医院官网，对医生的相关情况做一个了解。

另外，一个富有同情心、能够对患者提出的问题及时答复、并能与之有效沟通的医生，也是广大患者所需的。医者仁心，只要互相尊重、充分沟通，大多数医生会尽自己的最大努力，为患者争取最好的结果。

二十五

什么是前列腺癌的多学科
诊疗模式

上文提到，由于前列腺癌的诊疗具有复杂性，即使是有一定前列腺癌诊疗临床经验的医生，也可能无法为患者提供全面的或者涉及其他专业问题的信息，满足患者所有的治疗需求。因此，需要一个由各方面专家组成的医疗团队合作，从各自专业的领域提供意见、制订诊疗方案，这便是多学科诊疗模式（MDT）。

1 MDT 团队主要成员

MDT 团队覆盖多个学科，包括泌尿外科、影像科、超声科、核医学科、病理科、放化疗科，以及专门的护理及随访人员。

团队主要成员及工作职责如下。

泌尿外科医生：擅长泌尿生殖系统疾病的诊断和治疗，主要负责诊断和制订治疗方案，并在全局上监督整个治疗过程和

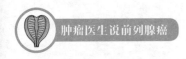

病情进展情况。

放疗科医生：给患者进行外放疗和近距离放疗治疗。

肿瘤科医生：若肿瘤复发或内分泌治疗无效，可能需要肿瘤科医生进行化疗。

2 多学科诊疗模式是如何实施的?

在开展 MDT 模式的医院，MDT 成员的合作多数都有相对固定的模式和流程，包括每个患者的病情讨论、治疗方案和计划的制订、患者诊疗及转科的便捷化流程。

MDT 的协作能促使不同专业的医生之间互相学习，不断提高个人前列腺癌专病诊治的水平。同时，可以更好地帮助医生向患者及其家人提供健康宣教，使患者更加清晰地了解前列腺癌的治疗方式（不只是做手术和内分泌治疗）、知晓自己的疾病处于哪个阶段、该由什么科室的医生进行干预和治疗。

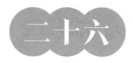

二十六

前列腺癌能彻底治愈吗，有哪些治疗方法

目前在中国，前列腺癌的发病率持续走高，尤其是在中国经济较发达地区，前列腺癌已经位于男性恶性肿瘤的第五位，严重威胁男性的生存和健康。

1 前列腺癌能彻底治愈吗？

一般而言，前列腺癌分为早期前列腺癌和晚期前列腺癌。

早期前列腺癌指的是肿瘤局限在前列腺的包膜内，没有周围组织侵犯、盆腔淋巴结转移以及远处转移的患者。此类患者以手术治疗和放疗为主，如果根治性前列腺癌手术或放疗治疗得比较彻底，没有肿瘤病灶残留或者肿瘤细胞通过放疗完全被消灭的情况下，早期的前列腺癌可以达到相对治愈。

但是晚期前列腺癌通过全身系统治疗很难达到治愈的效果，系统治疗的最终目的是控制肿瘤进展，延长患者的总体生存

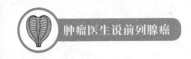

时间。

因此，早期前列腺癌通过手术或放疗是可以根治的，但是晚期前列腺癌很难达到治愈的效果，所有药物治疗均为控制肿瘤的进展，延长患者的总体生存时间。

2 有哪些治疗手段？

前列腺癌的治疗不能一概而论，需因人而异，治疗方法需与患者的肿瘤分级、是否转移、预期寿命、家庭及经济情况相结合。

目前部分患者通过手术和放疗有希望达到治愈标准，此外，还有很多治疗方法可以延缓病情进展，降低患者痛苦，提高患者生存质量。下面就给大家介绍前列腺癌的主要治疗方法。

（1）前列腺癌根治性手术治疗

主要手术方法包括传统开腹手术、腹腔镜或机器人辅助腹腔镜手术。

根治性前列腺癌切除术适用于以下情况：

● 肿瘤局限在前列腺内，未突破前列腺包膜，未出现淋巴结转移；

● 预期寿命 ≥ 10 年者；

● 没有严重的心肺疾病，身体状况良好，能耐受手术；

● Gleason 评分＜ 8 的局限性前列腺癌，同时 PSA ＜ 20 等。

目前，根治性前列腺癌切除术是治愈局限性前列腺癌最有效的方法之一。

（2）放射治疗

放射治疗是指通过使用高能射线或粒子来杀死癌细胞的治疗方法，主要包括外放射和内放射（见图 11）。外放射（EBRT）是前列腺癌的根治性治疗手段，具有疗效较好、适应范围广、并发症较少等优点；内放射治疗是指放射源密封后放入前列腺组织内进行照射，即永久粒子种植治疗。

放射治疗可用于以下几种前列腺癌情况：

● 作为局限于前列腺内的低级别癌症的初始治疗。这类癌症患者的治愈率与采取根治性前列腺切除术的患者相当。

●（结合激素治疗）用于癌症已扩散到前列腺外和临近组织的前列腺癌的初次治疗。

● 术后癌症没有被彻底清除或者癌症在前列腺内复发。

● 在癌症进展情况下，用于缩小肿瘤大小和缓解当前及未来可能出现的症状。

1）外放射（EBRT），可以简单理解为放射源在身体的外部，由外向内进行放射治疗，这也是前列腺癌的根治性治疗手段之一。

2）内放射治疗是将放射源密封后放入前列腺组织内进行照射，即永久放射粒子种植治疗。根据肿瘤分期分级和 PSA 水平，

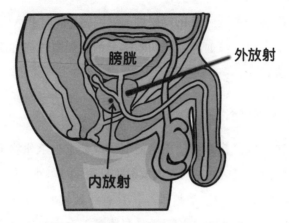

膀胱

外放射

内放射

图11　内放射和外放射治疗的位置区别

内放射治疗有时需辅助实行外放射治疗。

（3）内分泌治疗

前列腺癌内分泌治疗主要指去除雄激素和抑制雄激素活性的治疗。

为何要去除或抑制雄性激素呢？这是由于前列腺是男性独有的性器官，前列腺正常细胞、癌变细胞的生长和代谢都依赖雄性激素，如果没有雄激素的刺激，前列腺癌细胞的生长增殖及侵袭、转移等恶性行为就会被抑制。内分泌治疗是前列腺癌最主要和最常用的系统化全身性治疗手段。

内分泌治疗主要包括：

● **手术去势**：即手术切除双侧睾丸，由于要切除器官，很多患者不能接受。

● **药物去势**：即人工合成的黄体生成素释放激素类似物，如戈舍瑞林、曲普瑞林等，也就是进行"化学切除"，是目前雄激素剥夺治疗的主要方式。

● **雄激素受体抑制剂治疗**：传统抗雄激素药物，如比卡鲁胺、氟他胺等；新型抗雄激素药物，如阿帕他胺、恩扎卢胺、达罗他胺等。

● **雄激素合成抑制剂治疗**：如醋酸阿比特龙等。

（4）化疗

化疗药物可以杀死快速增长的癌细胞，对于癌症已经扩散到身体其他部位，特别是内脏器官的前列腺癌患者而言，是一种适宜的治疗选择，同时也可用于对激素疗法无应答的前列腺癌患者，即去势抵抗前列腺癌（CRPC）的重要治疗手段。化疗可以延长 CRPC 患者的生存时间，控制疼痛，提高生活质量，延长总生存期。化疗药物主要以多西他赛、卡巴他赛为代表。

（5）生物治疗（免疫疗法）

1）自体细胞免疫疗法 Sipuleucel-T（或称 Provenge），其本质上是一种自体源性细胞免疫抑制剂，能刺激 T 细胞，从而提高对前列腺酸性磷酸酶的免疫应答，进而调动患者自身的免疫系统识别和杀灭肿瘤细胞。可用于治疗无症状或症状轻微的转移性去势难治性前列腺癌（mCRPC）。

2）PD-L1 免疫抑制剂疗法，刺激患者自身的免疫系统对抗

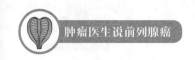

癌细胞。可用于错配修复相关基因突变（高 MSI 或 dMMR 型）的患者。

（6）冷冻治疗

冷冻治疗是一种微创疗法，是在超声引导下将冷冻针经皮置入前列腺，然后通过冷冻针输入液氮发挥冷冻作用来破坏癌细胞。

目前，冷冻治疗作为一种对外放疗无效前列腺癌的二线治疗，也用于少数晚期患者的一线治疗。

（7）观察等待和主动监测

观察等待是指不采取任何措施，只是定期复查 PSA、直肠指检和影像学检查。在观察等待的过程中，如果肿瘤发生局部进展或者远处转移，可采取姑息性治疗手段。

主动监测不同于观察等待，它适用于预期寿命短、恶性程度低的老年患者。与观察等待一样，主动监测也需要定期复查 PSA、直肠指检和影像学检查。所不同的是，疾病一旦进展到预期的程度，应立即给予根治性治疗。主动监测一般会比观察等待更加频繁地进行 PSA 检测和直肠指诊。

二十七

所有前列腺癌都需要治疗吗

由于前列腺癌的治疗需要花费一定的财力和人力，还需要患者良好的心理承受能力，于是有些患者和家属难免会产生这样的疑问："所有的前列腺癌都需要治疗吗？"

答案是不一定的，不是所有的前列腺癌患者都需要治疗。不过，不治疗不代表置之不理、不代表什么都不做，可视以下几种情况而定。

1 选择放弃治疗

对于晚期转移性前列腺癌、不愿意接受治疗带来的不良反应的患者，或年事已高，不愿积极治疗，只想拥有更好的生活质量的患者，可考虑只进行对症治疗。

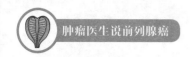

2　观察等待

相对早期的前列腺癌（肿瘤未突破包膜），Gleason 评分 2～4 分，预计寿命大于 10 年，暂时不想积极治疗的患者，可以考虑观察等待。

3　主动监测

以下患者可以考虑主动监测：

PSA<10ng/mL，Gleason 评分 7 分以下（不包括 7 分），穿刺标本的肿瘤 ≤ 50%，分期不超过 T2a 期的极低危前列腺癌患者；

临床分期 T1a，分化良好，较为年轻的患者（预计寿命大于 10 年）；

临床分期 T1b～2b，分化良好，但是预计寿命不超过 10 年的患者。

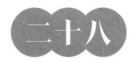

什么是前列腺癌根治术

根治性前列腺切除术是治疗前列腺癌的外科手段。这里针对很多患者关心的手术切除部位、安全性、适应证以及是否会影响性功能等问题，给大家做一个详细解答。

1 前列腺癌根治术会切除哪些部位？

前列腺癌根治手术的目的是完整切除前列腺（包括前列腺段尿道）以及和腺体解剖关系密切的精囊、部分输精管。

对于肿瘤局限在前列腺腺体内的早期患者，可以使疾病得到根治。部分高风险早期和中期的患者，手术医生会根据病情也对盆腔淋巴结做切除（一般称为盆腔淋巴结清扫）。

2 根治性前列腺切除术的 3 类手术方法

● 耻骨后前列腺根治术：早期前列腺癌通过手术彻底切除

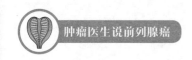

前列腺和精囊，提高前列腺癌治愈率，中晚期前列腺癌也可以通过手术减瘤配合激素治疗提高生存率。

● 腹腔镜前列腺癌根治术：属于微创前列腺癌手术，逐渐成为各大医院标准手术方式。相较于传统开放手术，该方式创伤小、恢复快是最大优点（见图12）。

● 机器人辅助的前列腺癌根治术：在腹腔镜前列腺癌根治术的基础上使用机器人手术系统，使得外科医生能够更加精准地操控手术过程，达到传统微创手术难以企及的效果。

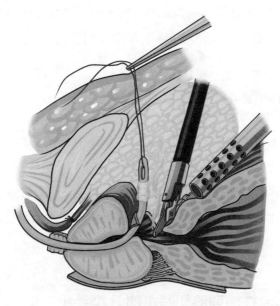

图12　腔镜前列腺癌根治术

传统的前列腺癌根治手术是从腹部或会阴部开刀来做。经过微创腹腔镜技术近30年的发展和完善，目前绝大多数前列腺癌患者的手术可以采用腹腔镜手术来完成，有条件的医院还开展机器人辅助腹腔镜前列腺癌根治切除手术。微创手术做前列腺根治能够减少患者的创伤，患者术后恢复快，手术疗效肯定。

　　具体选择哪种手术方式，需要充分考虑患者病情和条件、手术医生的偏好和技术，以及是否准备切除淋巴结等因素。

3　前列腺癌根治术安全吗？

　　前列腺癌根治术是一种成功率很高的手术，术后并发症较少，主要并发症有术中严重出血、感染、直肠损伤，术后阴茎勃起功能障碍、尿失禁、膀胱尿道吻合口狭窄、尿道狭窄、淋巴囊肿、肺炎、深静脉血栓形成、直肠瘘等。其中以术后勃起功能减退（俗称阳痿）、尿失禁较为常见。尿失禁多数为短期的，经过一段时间的控尿功能训练，一般都能逐渐恢复。

4　前列腺癌根治术适用于哪些情况？

　　是否选择前列腺癌根治术，不仅要考虑肿瘤的临床分期，也要考虑患者的预期寿命，还要考虑患者的健康状况。

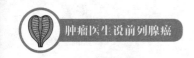

　　前列腺癌根治术最适合于能耐受麻醉和手术、预期寿命 10 年以上的局限性前列腺癌患者。尽管手术没有硬性的年龄界限，但应告知患者，70 岁以后伴随年龄增长手术合并症相应增多。

　　在做出决定前，患者应该仔细考虑生活方式的改变、手术可能的风险以及什么对自己的生活质量影响最大。

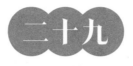

二十九

和传统开放手术相比，腹腔镜前列腺癌根治术有哪些优势

随着外科技术的飞速发展，腹腔镜技术作为一种不同于传统开放手术（俗称开刀）的微创手术方式应运而生。在 1987年，世界首例腹腔镜胆囊切除术的成功实施，从此改变了外科传统手术方式，使得微创腹腔镜技术在外科各专科领域快速发展。

目前，腹腔镜前列腺癌根治术已成为国内外主流的手术方式，与传统开放手术相比有很多优势。

1 手术创伤小

以往传统的开放式前列腺切除术，是在患者的下腹部做切口、显露出前列腺组织。但由于前列腺解剖结构相对复杂，手术创伤较大，术中出血较多。而且前列腺位于盆腔深部，开放手术显露困难，手术难度大，医生需要较长的学习时间才能熟

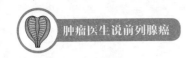

练掌握该项技术。

而腹腔镜下前列腺癌根治术则通过腹部打孔的方式进行，创伤小。并借助人工气腹，为手术者提供了较大的操作空间，在腹腔镜的观察下，可以精准地完成组织剥离、显露前列腺、切除前列腺、吻合尿道等精细操作。手术更精细、更精准。

2　术后并发症少

腹腔镜技术以更小的创伤，极大地降低了术后并发症的发生率。由于前列腺与膀胱、尿道等组织关联密切，传统开放式前列腺切除术在术中操作时易损伤患者的肌肉、神经，进而导致术后尿控问题，并且对患者尿路损伤较大，术中膀胱、尿道等组织长期暴露于空气中，术后可能出现漏尿、尿路感染、吻合口狭窄等并发症。

腹腔镜下前列腺癌根治术，极大地提升了手术操作的可控性，精确定位前列腺组织及周围组织，精准分离、切除前列腺组织，而减少对周围神经、肌肉组织、尿道、血管的损伤，因此可以更好地减少手术并发症。

3　术后恢复快

术后患者的恢复速度主要取决于手术创伤、术中出血量、手术时间等。开放式前列腺癌切除术的创面较大，术中对正常创面损伤较大，出血量较多、术后渗出明显。而腹腔镜前列腺癌根治术在这些方面都更有优势，患者能够有更好的早期术后康复。

三十

借助机器人做前列腺根治术效果更好吗

1 什么是机器人手术?

"机器人手术"准确的名称为"机器人辅助腹腔镜手术"。并非由机器人实施手术,而是由手术医生操控、机器人辅助的先进手术系统来进行手术操作。机器人手术系统包含操作控制台、床旁平台和 3D 立体成像及显像系统三部分。

随着微创治疗理念的日趋深入,外科手术已完全步入腹腔镜和机器人手术时代。相比于传统开放手术,腹腔镜手术在减少患者手术副损伤和住院时间方面有很大优势,但也限制了外科医生的灵活性、感觉反馈和可视化。

近 30 年来,随着电子科技以及集成技术的飞速发展,机器人辅助手术系统的问世以及迭代在一定程度上打破了原有的局限性。

与传统腹腔镜技术相比，机器人辅助腹腔镜手术系统在组织切割、分离、创面缝合、闭合血管、重建、良好的三维视野等方面明显占优势，充分实现了在术中出血少、组织切除彻底、操作更加精准。

2　机器人前列腺根治术效果如何？

　　机器人手术视野清晰，能更加清晰地分辨盆腔解剖结构，有效保留盆底肌群；结合良好的 3D 视野使其更容易辨认前列腺边界、静脉丛以及肿瘤边缘；灵活的机械臂可以降低缝合难度，在阴茎背深静脉复合体缝扎、尿道－膀胱颈吻合上存在明显优势；机械臂可在前列腺尖部进行精细分离，同时滤除了术者的手部抖动。这些都能使患者术后获得较好的尿控和术后性功能。

　　机器人手术具有更低的术后并发症，更少的出血量，更低的输血率，更短的手术时间，更好的尿控及性功能。

三十一

前列腺癌术后切缘阳性，
需要进一步治疗吗

1 术后病理"切缘阳性"是怎么回事？是不是手术"没做好"？

因为前列腺位于膀胱和直肠之间的狭窄范围内，手术时，医生很难像对待肺癌、肝癌等肿瘤那样，在肿瘤周围扩大切除较宽的范围。不幸的是，如果患者的肿瘤细胞侵袭范围超过了前列腺边缘，如达到膀胱或直肠，而且这种微观病变是肉眼或影像检查无法发现的，就可能会出现"术后切缘阳性"。

前列腺癌患者根治术后切缘阳性，常常预示着较高的复发率和较差的预后，对切缘阳性的患者，需要早期根据患者病情及时调整治疗方案。

根据既往国内外报道，因为前列腺肿瘤的生长特点，以及前列腺肿瘤的位置、手术方式等，前列腺癌根治性切除术后切缘阳性发生率变化很大。

机器人辅助腹腔镜下前列腺癌根治术（RARP）/腹腔镜下前列腺癌根治术（LRP）术后整体切缘阳性率约 22.3%，其中 pT3 期以上肿瘤切缘阳性率约 41.4%。国内报道的单中心切缘阳性率约 29.4%，多中心高危前列腺癌患者切缘阳性率约 37.8%。

国内研究认为，手术切缘阳性受肿瘤体积、肿瘤分析及病理分级 Gleason 评分的影响，肿瘤体积越大、临床分期越高以及病理分级 Gleason 评分越高则出现切缘阳性的可能性就越大。术前穿刺阳性针数是预测前列腺体积及负荷大小的重要指标，术前穿刺阳性针数越多则提示肿瘤体积越大，术后越易发生切缘阳性。所以对于前列腺癌术后切缘阳性要做好随访及时进一步治疗。

2 术后病理发现切缘阳性怎么办？

对于切缘阳性是否立即进行积极的辅助治疗，目前尚存在不同意见。但是由于切缘阳性会使病情继续进展，为了控制肿瘤、降低局部复发率和肿瘤进展、提高患者生存率，术后的辅助治疗十分必要。

治疗方案包括新辅助内分泌治疗、放射治疗、化学药物治疗、免疫治疗等方案。事实上，前列腺癌根治术术后如发现包膜外浸润、精囊或淋巴结累及、PSA 升高等均需做辅助治疗。

切缘阳性应视为局部病变进展且不能排除远处转移，更是辅助治疗的适应证，更早的积极治疗可获得更好的术后疗效。

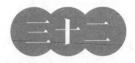

前列腺癌根治术术后会复发转移吗

对于癌症患者，最怕听见的就是"复发"两个字，做了前列腺癌根治术，把肿瘤都切净了，还会复发吗？

前列腺癌根治手术是切除整个前列腺及精囊。一般情况下，手术可以把前列腺局部的肿瘤切净，但恶性肿瘤本身都具有浸润生长和远处转移的风险，也就是扩散到发生这个肿瘤的器官周围，或者转移到附近的淋巴结，甚至于远处的其他器官或淋巴结。

如果肿瘤不是处于早期阶段，就有可能在身体的其他部位已有非常微量的肿瘤细胞扩散或转移，只是通过现有的影像学或血液学检测并不能发现它们，在手术后一段时间里，这些"潜伏"的肿瘤细胞就有可能在某个时候死灰复燃，造成前列腺癌的复发。

这就是为什么医生会督促患者要定期复查。

前列腺癌术后怎么复查，都查什么？请看下面的详细说明：

1 关于术后首次复查

术后首次复查在门诊进行。应在术后 2 ~ 4 周（出院后 1 ~ 3 周）为宜，需提前预约手术医师的门诊号，可与拔除尿管同时进行。此次复查主要了解手术病理情况，并沟通尿管拔除后排尿的一般情况（有无尿失禁、漏尿等）。

2 关于术后复查项目

（1）PSA：术后首次 PSA 复查通常在术后 6 周 ~ 3 个月进行，如 PSA 降至较低水平（< 0.1ng/mL），则以后每 3 ~ 6 个月复查 PSA 即可（可逐渐降低复查频率，术后 5 年内每 6 ~ 12 个月复查一次 PSA）；如术后首次 PSA 复查未降至 < 0.1ng/mL，需每 1 ~ 2 个月复查，如仍未降到 0.1ng/mL 以下，需到门诊就诊决定是否进行进一步检查或治疗；如术后复查出现 PSA 逐渐升高，已超过 0.2ng/mL，需到门诊就诊咨询是否进行进一步治疗。

（2）直肠指诊：术后每年应进行直肠指诊复查，如术后持续 PSA 处于较低水平（< 0.1ng/mL），也可不做这项复查。

（3）腹盆腔超声：术后首次复查需进行腹盆腔超声检查，了解有无腹盆腔积液等情况。

（4）骨扫描、胸部及腹盆 CT：如出现术后 PSA 的升高或骨痛症状，应尽早复查，了解有无远处转移。

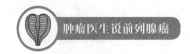

　　最后再次提醒各位患者，术后复查一定要遵医嘱定期做，不能给前列腺癌卷土重来的机会。如果术后 PSA 未降至不可测水平（< 0.1ng/mL）或术后 PSA 逐渐升高，需尽快到门诊就诊，尽早接受进一步检查及放疗。

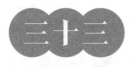

经尿道前列腺切除术后未发现癌细胞，手术是不是白做了

目前，针对前列腺癌的确诊手段主要是前列腺的穿刺活检。那么，为什么有些医生却建议采用经尿道前列腺电切术来诊断是否患有前列腺癌呢？

1 为何要做经尿道前列腺电切术？

这是因为，有时候，前列腺癌会跟我们玩"躲猫猫"。这导致前列腺穿刺活检有一定的假阴性率，可能需要反复多次穿刺活检后才能够确诊，这给怀疑患有前列腺癌的患者带来了巨大的精神压力和一定的经济负担。

同时，部分前列腺癌患者往往合并有前列腺增生，如果具备前列腺增生进行手术切除［经尿道前列腺电切术，TURP（见图13）］的手术指征，TURP手术后切下来的组织标本，通过病

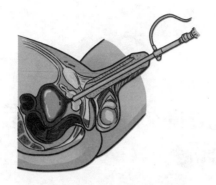

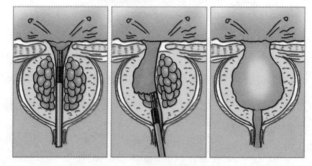

图 13　经尿道前列腺电切术

理检查能够确诊一部分前列腺癌。如此一来，在治疗前列腺增生症的同时，也对前列腺癌进行了补充诊断。

因此，TURP 也经常作为一种诊断和治疗手段，用于伴有前列腺增生症状、同时又高度怀疑患有前列腺癌的患者。

2　没发现癌细胞，手术是白做了吗?

如果做了经尿道前列腺电切术，仍未找到癌细胞，是不是白白遭了一次罪？

此言差矣，正如上文所说，TURP 手术是对前列腺穿刺活检诊断前列腺癌的一种补充，既可以作为前列腺增生的一种治疗手术，同时也是前列腺癌的诊断手段。

另外，前列腺穿刺活检和 TURP 手术在前列腺癌的诊断上，其实各有所长。前列腺穿刺活检对前列腺外周带的癌诊断率高，TURP 手术则主要切除突出于尿道部分的前列腺移行组织，对移行带的癌诊断率高。如果两者都未找到明确的癌细胞病灶，术后 1～3 个月复查 PSA 明显下降，那么大概率目前可以排除前列腺癌。

3 **手术未发现癌细胞，意味着将来也不会患前列腺癌吗？**

这种观点也是不对的。

（1）前列腺像一个板栗状结构，分为外周带、中央带、移行带，TURP 手术只是切除了突出于尿道的移行带部分，而最容易形成前列腺癌的外周带未被切除，仍有很大可能发展成为前列腺癌。

（2）TURP 手术后前列腺癌检出率的高低，可能与以下几个因素有关：

①**外科医师的因素：**同外科医师所切除的前列腺组织质量有关，切除的前列腺组织越多，相应的检出率就越高。

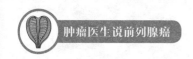

②**病理医师的因素**：病理医师用于检查的 TURP 组织越多，检出率越高。

③**手术方式的因素**：如激光及电气化的广泛应用，由于没有病理标本而无法检出偶发癌。

因此，尽管目前前列腺穿刺活检是确诊前列腺癌的最主要检查手段，但是对于高度怀疑前列腺癌的患者，如果前列腺增生症状明显，且通过多次穿刺仍未能找到肿瘤细胞，TURP 也可以作为一种确诊和治疗手段。如果术后病理确诊为良性，则定期复查即可；若术后病理诊断为恶性，则需在术后根据患者的实际情况，进行前列腺癌根治性切除或进行根治性放疗、内分泌治疗等。

三十四

前列腺癌手术前需要做哪些准备

当前列腺癌患者及家属接到医院住院通知时，常常会感到很紧张，面对即将到来的一场手术，不知道该做些什么。下面我们就来看看，前列腺癌术前需要注意什么，要做哪些准备来确保手术能够顺利、安全进行。

1 入院前要做的准备

（1）内科准备

由于前列腺癌在中老年人中的发病率较高，而中老年人又常合并其他一些内科疾病，如高血压、糖尿病、心肺疾病等。因此，患者在入院之前，一些准备工作就要提前开始做了：

① 调整好血压、血糖，尽量将血压、血糖控制在正常范围。

② 避免服用抗凝药物、抗血小板药物，如阿司匹林、氯吡

格雷、华法林、利伐沙班等。如果患者因疾病需服用基础的抗凝药物，需要停掉药物至少一周时间，改成其他代谢较快的药物来替代，如低分子肝素等，以免术中出血、渗血过多及减少术后出血量。

③ 术前戒烟，经过指导做好深呼吸，适当咳嗽，适当锻炼心肺功能。如有其他内科疾病，需及时告知医生，以便术前完善相关检查。

（2）营养方面

现在患者的围手术期（术前、术后）营养也越来越受到重视，家属应在前列腺癌术前一段时间内帮助患者进行营养方面的调整。

① 如果是较消瘦的患者，要给予高热量、高蛋白质、高维生素膳食，使患者能在短期内增加体重。

② 如果是较肥胖的患者，要给予高蛋白、低脂肪的膳食，如瘦猪肉、鸡肉、鱼虾等，以储存部分蛋白质并消耗体内脂肪，因为体脂过多一方面会增加手术难度，另一方面会增加伤口感染概率，影响伤口愈合。

2 入院时和入院后的准备

（1）**带齐病例资料**：入院后，医生会采集病史，患者需要带齐既往就诊的资料，提供详细准确的病历资料。

（2）**空腹**：在办理入院当天，患者需严格空腹进行抽血化验，评估肝肾、凝血等功能，如果进食会影响生化检验结果的准确性，不利于术前的准确评估。

（3）**补充检查**：根据患者的病情，医生会开相应的补充检查，如腹盆腔 CT、核磁、骨扫描，以明确病变情况及是否有骨转移；一般术前评估检查如心电图、心脏超声评估心脏功能，肺功能、胸片、动脉血气评估肺功能等。

（4）**术前饮食及排便**：术前 1 天一般流质饮食，也就是只能喝点无渣液体。手术前 1 天晚上灌肠，以排空肠道或者进行清洁灌肠，减少手术难度及有助于术后快速恢复，这些都主要是为全身麻醉做准备。

（5）**术前交代及手术签字**：手术前需要完善麻醉和手术的风险评估，手术医生会告知患者及家属手术的相关事宜，交代病情及签署相关文件，麻醉医生也会术前访视患者进行术前评估，这都需要有患者的亲人或直系亲属，或者患者指定的法定代理人签字，以充分了解疾病和手术风险，做好相应的心理准备，并取得一致意见。

（6）**心理准备**：患者要做好充足的心理准备，多与家人、医生进行沟通交流，放下心理包袱，安然入睡，可适当辅助使用安眠药物，以最佳的精神心理状态来迎接手术。

以上就是前列腺癌患者术前需要准备的工作，归纳起来就是一句话：适当锻炼身体，配合医护工作，放松心情，以乐观积极的态度面对手术！

三十五

前列腺癌术后复查该
注意些什么

前列腺癌根治性手术之后，面对床旁及身边的各种插管、仪器，以及出院后的种种事项，如何护理伤口、何时复查、后续如何治疗……很多患者及家属充满了疑虑和无助。下面给大家介绍前列腺癌根治性手术后的注意事项，以缓解大家的疑虑，做到心中有数。

1 关于拆线

（1）**拆线时间**：由于腹腔镜/机器人辅助微创手术的伤口，要在术后 7～10 天才能拆线，届时患者可能已经出院，因此，可以选择与主管医师沟通返院拆线时间，也可选择就近在当地医院拆线。

（2）**伤口护理**：拆线后需经医师确认决定可否洗澡，术后短期内以淋浴为主，避免泡浴，同时尽量避免伤口沾水造成伤口二次污染。

2 关于引流管

（1）**拔除时间：**常规情况下，出院前已拔除引流管。如出现持续引流液较多情况（如淋巴渗漏、尿漏等），可能需要患者带着盆腔引流管出院。出院后需每日记录引流量，在清晨 8 点记录 24 小时引流量，记录完后倒净引流袋。

（2）**引流袋的固定：**活动时可用别针别在裤子上，睡觉时可别在床单上，避免出现引流管的牵拉和脱出，尤其是在夜晚睡觉时，要避免由于翻身引起的引流管牵拉。

（3）**伤口愈合：**引流管拔除后的伤口通常无须再次缝合，一般 3 ～ 7 天可以愈合，如出现局部持续渗液或红肿疼痛等情况，需及时复诊。

3 关于导尿管

（1）**拔除时间：**术后常规留置导尿管 2 ～ 4 周，一般出院后仍需留置尿管回家。可与主管医师沟通返院拔除尿管时间，也可就近在当地医院拔除尿管。如存在引流管持续引流量较大，需与主管医师沟通是否延迟拔除尿管及引流管。

（2）**拔除操作：**常规留置的导尿管均为三腔 foley 尿管（见图14），内有水囊固定，不可自行拔除，需在医院由医务人员拔除。

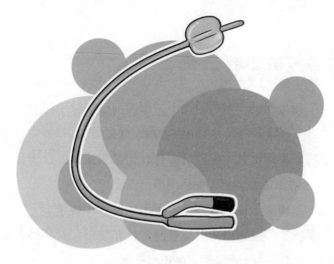

图 14 三腔 foley 尿管

4 关于术后首次复查

术后首次复查在门诊进行。应在术后 2～4 周（出院后 1～3 周）进行，需提前预约手术医师的门诊号，可与拔除尿管同时进行。此次复查主要了解手术病理情况，并沟通尿管拔除后排尿情况（有无尿失禁、漏尿等）。

5 关于术后复查项目

（1）PSA：术后首次 PSA 复查通常在术后 6 周～3 个月进

行，如 PSA 降至不可测水平（＜ 0.1ng/mL），则每 3 ～ 6 个月复查 PSA 即可（可逐渐降低复查频率，术后 5 年内每 6 ～ 12 个月复查一次 PSA）；如术后首次 PSA 复查未降至＜ 0.1ng/mL，需每 1 ～ 2 月复查，如仍未降到 0.1ng/mL 以下，需门诊就诊决定是否进行进一步检查或治疗；如术后复查出现 PSA 逐渐升高，已超过 2ng/mL，需到门诊就诊咨询是否进行进一步治疗。

（2）直肠指诊：术后每年应进行直肠指诊复查，如术后持续 PSA 处于不可测水平（＜ 0.1ng/mL），也可省略此项检查。

（3）腹盆腔超声：术后首次复查，需进行腹盆腔超声检查，了解有无腹盆腔积液等情况。

（4）骨扫描、胸部及腹盆 CT：如出现术后 PSA 的升高或骨痛症状，应尽早复查，了解有无远处转移。

6 关于排尿功能锻炼

详见前列腺癌术后的盆底肌肉功能锻炼内容，应在术后拔除尿管后尽早开始规律锻炼，尤其是存在拔除尿管后短期内漏尿、尿失禁的患者。如持续存在漏尿情况，需记录每天漏尿的时间、相关的动作（如咳嗽、体位变化等）以及漏尿量（可用每日使用的尿不湿数量描述）。

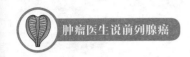

7 关于术后活动

前列腺癌术后应维持适度的活动，出院后即可开始进行散步、家务劳动等低强度的活动，避免久坐，避免过度剧烈的活动，以免引起伤口的裂开或手术区域的并发症发生。

8 关于术后饮食与排便

避免便秘：前列腺手术区域（包括尿道膀胱的吻合口）位于人体直肠的前方，紧邻直肠，所以术后的康复与排便情况也是相关的，术后大便干燥、便秘有可能会导致手术区域相关的并发症发生。术后 1 个月内应尽量以流食、半流食为主，如羹类、粥类等，适量食用膳食纤维，避免大量粗纤维食物的摄入，如存在习惯性便秘或既往存在大便干燥情况，可短期内应用缓泻类药物（乳果糖等）。术后 1 个月后，可逐渐过渡到普通饮食。

避免尿路感染：前列腺癌术后要多饮水、多排尿，避免出现尿路感染等情况发生。

9 关于术后辅助治疗

有 1/3 到半数的患者术后可能需要进一步的辅助治疗，包括辅助放疗、内分泌治疗等，需根据患者的一般情况、疾病状态和术后病理情况综合决定。

　　常规情况下，如存在手术切缘阳性、淋巴结转移或精囊腺侵犯这几类情况之一，需要配合术后辅助放疗达到最佳疗效。术后放疗应在患者排尿、控尿功能已锻炼恢复良好后进行，一般在术后 1 年内进行（通常在术后 3 ～ 6 个月开始）。

三十六

不可忽视的"前列腺癌根治术后并发症"

前列腺癌根治性切除术包括开放前列腺癌根治术、腹腔镜前列腺癌根治术和机器人辅助腹腔镜前列腺癌根治术，是局限性前列腺癌最有效的治疗手段。任何手术均存在风险和相关并发症，前列腺根治性手术也是如此，那么常见的并发症有哪些呢？

1 尿失禁

尿失禁是最常见的并发症之一，表现为术后尿液不受控制，自主地从尿道流出，原因就是控制排尿的尿道外括约肌或支配括约肌的神经被损伤。

通常术后15年左右尿失禁的发生率在一半以上，多为咳嗽、搬重物后偶然有尿液漏出，而永久性尿失禁的发生率为1%～4%，与手术医生的技术和经验最为相关；另外也与前列腺肿瘤的位置有关，括约肌比较接近前列腺尖部，尖部的肿瘤为了保证切除的完整性有时候要牺牲部分甚至全部括约肌。

绝大部分患者术后短期内都会遇到尿失禁的问题，但通过规范的盆底肌训练，基本能恢复正常的排尿功能。如果括约肌有轻微损伤，多数会在手术后 3 个月内逐渐恢复尿控功能，但持续一年以上的尿失禁称为"真性尿失禁"，自然恢复的可能性不大，此时可使用阴茎夹，通过夹闭阴茎部尿道而保持尿控。

2 勃起功能障碍

支配阴茎勃起的神经分布于前列腺表面，手术中往往会损伤这一神经导致术后勃起功能障碍。目前，随着手术技术的不断进步，如前列腺癌未侵犯勃起神经，可进行保留神经的前列腺癌根治术，即包膜下前列腺癌根治性切除术，在完整保留双侧勃起神经的情况下，超过一半的患者术后可恢复性功能。

3 排尿困难、尿道狭窄

因为术中需要切除整个前列腺，外科医生会用缝线将膀胱颈部与尿道吻合起来，这就有发生吻合口狭窄的可能性，引起的排尿困难一般出现在术后 1 ～ 2 个月，处理方法相对简单，比如，尿道扩张，或者用微创的方法从尿道内切开吻合口的狭窄就可以了。

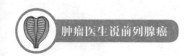

4 吻合口尿瘘

　　由于患者的个体差异，前列腺切除后，膀胱颈部与尿道之间的人工吻合口（见图 15）可能因为愈合不良出现吻合口尿瘘，总体发生率平均约 10%，一般通过通畅引流，大部分能在两周内恢复，无须二次手术治疗。若怀疑合并了感染，可根据瘘口周围分泌物做细菌培养与药敏试验，合理应用抗生素治疗。

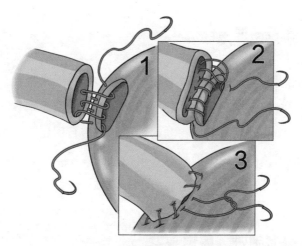

图 15　前列腺癌手术吻合口

5 切缘阳性

　　切缘阳性是指前列腺切除标本的边缘可见癌细胞，常见部位为前列腺尖部、腺体前方以及后方，膀胱颈部和腺体两侧方则少见。一般来讲，前列腺癌分期越晚，切缘阳性率越高。但是切缘阳性并不用惊慌，目前部分研究认为，切缘阳性主要增加患者术后生化复发的风险，对肿瘤特异性死亡率无显著关联，另外也可以通过术后辅助性／挽救性放疗杀死残留肿瘤细胞。

6 淋巴瘘

除了低危的前列腺癌，一般切除前列腺的同时，要做盆腔淋巴结清扫术，常规清除闭孔神经组、髂外血管组、髂内血管组淋巴结，某些高危的病例可能需扩大淋巴清扫范围至髂总血管、腹主动脉、骶前淋巴结。淋巴清扫范围的扩大，在带来清除转移淋巴结好处的同时，也增加了术后淋巴瘘的发生率。淋巴瘘的发生往往发生于术后患者进食增加后，表现为原来引流量很少的引流管出现引流量增加；典型的淋巴液为淡黄色或淡黄色略带血性液体，引流液乳糜试验阳性。出现淋巴瘘不必紧张，一般通过低脂饮食、改正压引流后淋巴瘘迅速减少。少数可能持续 2～4 周。绝大部分患者能自愈，无须手术处理。

其他并发症包括膀胱损伤、输尿管损伤、盆腔感染、闭孔神经损伤等，发生率一般较低，随着手术技术提高，临床上已经很少见了。

三十七

前列腺癌术后发生尿失禁怎么办

在我国，随着 PSA 检查等早癌筛查项目的普及，更多早期前列腺癌被诊断，越来越多的患者有机会通过手术得到治愈。但是，术后 40% ～ 50% 的患者会出现尿失禁（漏尿）的现象，有的患者通过功能锻炼就能恢复，有的则需要进一步治疗，那么，具体该怎么应对呢？

1 术后短期尿失禁

一般术后 2 周左右需拔除尿管，有些患者会出现尿失禁，在做咳嗽、大笑、提重物等可能引起腹压增加的动作时会漏尿。但是随着患者尿道括约肌功能的恢复，大部分患者的漏尿症状会在 3 个月内有所减轻或者消失。

一旦出现短期尿失禁，患者应该如何应对呢？通过规范的术后盆底肌肉功能锻炼，尿失禁完全可控。以下为盆底肌肉锻炼方法。

找到盆底肌肉群。在小便时突然憋住，这时候有一个肌群在收缩，这个肌群就是盆底肌。需要慢慢体会并记住这个肌肉收缩的过程。

排空膀胱。这一点非常重要，膀胱在充盈状态下做"凯格尔运动"，会对膀胱造成压力，容易损伤膀胱肌肉，所以在做运动前一定要先排尿。

开始锻炼盆底肌。只锻炼盆底肌，这就要求我们放松其他肌肉，以免造成机体疲劳，做不了几次就停下来，达不到很好的效果。收缩盆底肌肉，每次收缩 5 ～ 10 秒，再放松 5 ～ 10 秒，反复 15 ～ 20 次算一组。每天做 3 ～ 4 组，可在早中晚分时段做。

在什么时候可以开始锻炼盆底肌呢？前列腺癌手术后会留置一根导尿管，需要保留 2 周左右后拔除，盆底肌肉功能锻炼最好在手术前就开始，这样能在相对正常的生理情况下找到憋尿的肌肉并记住锻炼动作。而在手术之后，需要在拔除尿管后进行锻炼（留置尿管期间锻炼容易造成膀胱尿道吻合口的撕裂）。

研究表明，只要通过规律的盆底肌肉功能锻炼，术后 1 年内超过 90% 的患者都可以做到控尿良好，摆脱尿失禁的困扰。

2 真性尿失禁

术后半年尿失禁仍无好转迹象，且无法自主控尿，则考虑

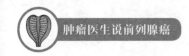

可能为真性尿失禁，即失去控尿功能。这样的患者占极少数，一般是因为前列腺肿瘤侵犯范围广，或者位置正好在前列腺的尖部，为尽可能把肿瘤切净，会切掉一些功能性前列腺尿道和尿道外括约肌，导致尿失禁。

　　治疗方面，可以尝试生物反馈治疗，如电针刺激提肛肌促进恢复等，通过持续、坚持的治疗，患者能够逐渐恢复部分尿控功能。

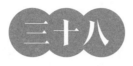

三十八

前列腺癌根治术后需要后续治疗吗，常用的治疗手段有哪些

对于局限性前列腺癌患者，前列腺癌根治手术仍是目前治疗的主要手段，但有时单纯手术的效果并不理想，需要联合其他方式治疗。

这时很多患者心里会犯嘀咕："不是说做完手术就没事了吗？怎么还需要继续进行治疗，是不是手术失败了啊？"其实并非如此。

1 **警惕：前列腺癌根治术后还可能复发**

前列腺癌根治性切除术后，尽管约 2/3 的患者能够获得治愈，但高达 1/3 的患者仍然会于 10 年内复发。导致术后复发的因素可以总结为以下几点。

（1）**肿瘤残留**：手术部位如果有微小（肉眼不可见的）的肿瘤残留，手术后可能就会出现前列腺特异性抗原水平逐渐升

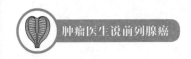

高，最后导致肿瘤临床进展。

（2）局部复发。

（3）**已经转移**：前列腺切除前就已存在隐匿性转移灶，例如部分患者术前全身骨扫描结果存在假阴性，即存在微小病灶转移，但是骨扫描并没有发现。这种情况可通过术前完善PSMA PET-CT来筛查。

（4）**伴有不利病理因素**：如切缘阳性（前列腺切除标本的墨染表面存在癌细胞）、精囊受侵、前列腺腺外受侵及较高Gleason评分的患者。

对于符合上述条件中的一种或几种的患者而言，术后PSA复发、疾病转移进展以及死亡的危险明显升高，我们就需要术后辅助治疗，以消除术后瘤床的残余病灶、残余阳性淋巴结以及其他部位的微小转移灶，来提高长期生存率。

2 常用的术后治疗手段有哪些?

常用的主要的治疗手段包括：内分泌治疗、放疗、化疗以及这几种方法的联合治疗等。

（1）**内分泌治疗**：也叫雄激素剥夺治疗（ADT）。内分泌治疗除作为晚期前列腺癌患者的主要全身性治疗方法外，也常作为手术或放疗前后的新辅助或辅助治疗。雄激素剥夺治疗包括手术去势（即双侧睾丸切除术）和药物去势，可以与术后辅助放疗联合使用，尤其是针对局部进展期前列腺癌手术后的患者，内分泌联合放疗也是目前推荐的。

（2）放疗：根治性外放射治疗与根治性前列腺切除术相似，是前列腺癌患者最重要的根治性治疗手段之一。主要有三维适形放射治疗（3D–CRT）和调强适形放疗（IMRT）、图形引导下放射治疗（IGRT）等技术，目前已成为放射治疗的主流技术。具有疗效好、适应证广、并发症及不良反应小等优点。属于低危前列腺癌患者可选择的根治性治疗手段。对于前列腺癌根治术后的患者，可行术后辅助或术后挽救性放疗。

对于术后 pT3 pN0（病理提示：肿瘤突破前列腺、无区域淋巴结转移）的患者，由于切缘阳性（影响最大）、肿瘤突破包膜，或者侵犯精囊等因素，术后局部复发的风险较高，尽管 PSA < 0.1 ng/mL，应考虑针对前列腺瘤床进行辅助放疗或者挽救性放疗。

对于 pN1（病理提示：区域淋巴结转移）的患者，高达 80% 在术后早期联合辅助内分泌治疗 10 年肿瘤未出现进展，这种肿瘤特异性生存率和总生存率的提高，已经在前瞻性随机对照临床研究中证实。术后辅助放疗也可获益。

总之，对于根治性前列腺癌术后患者，如果病理结果显示淋巴结转移、手术切缘阳性以及包膜外侵犯，术后 PSA 仍处于较高水平或者持续性升高，早期进行辅助放射治疗或 / 和辅助性雄激素剥夺，可以改善患者预后，提高患者生化无复发率及局部无进展率，减少远处转移，提高患者生存质量，延长患者生存期。

因此，前列腺手术并不是一劳永逸的，根据不同的患者情况制定不同的后续治疗策略，才能够使患者获得更大的生存率。

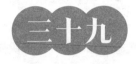

什么是内分泌治疗

在我国，随着人口老龄化、经济水平的提高和人们饮食习惯的改变，前列腺癌的发病率近年来也显著升高。很多患者到医院就诊时，前列腺癌可能已经发生骨转移或其他部位脏器的转移，已属于晚期疾病。

但晚期前列腺癌不是完全没有治疗方法，我们还有手术、放疗、化疗、内分泌治疗等诸多手段，都可能起到一定的治疗效果。这其中，尤其要强调的是内分泌治疗。

许多患者会非常疑惑，明明是恶性肿瘤，为什么要接受"内分泌治疗"，我本身没有内分泌方面的疾病啊！这里我们会详细为患者朋友介绍，为什么晚期前列腺癌要用内分泌治疗，以及内分泌治疗的机理是什么。

1 雄激素参与前列腺癌的发生和发展

雄激素是男性体内一种关键的激素，可促进蛋白质合成，包括骨骼、肌肉生长，也可以抑制体内脂肪合成、刺激雄性生殖器官发育、促进精子成熟、维持正常性欲等，可以说从生长发育到维持人体性征，雄激素都具有重要的作用。

但雄激素也是前列腺癌细胞的重要"营养因子"，促进前列腺癌细胞的生长。因此，降低雄激素水平成为前列腺癌临床治疗的重要手段。

2 雄激素怎么"降"？

实际上，男性身体循环中的雄激素90%来源于睾丸，5%～10%来源于肾上腺及其他组织等。睾丸来源的雄激素约3%呈游离状态，为有活性的部分；而90%以上与性激素结合蛋白及白蛋白结合，形成没有活性的结合状态。而肾上腺来源的雄激素几乎呈完全结合状态，活性低。

依据雄激素的来源，内分泌治疗的策略分为三类：① 去势治疗：手术切除睾丸，去除产生雄激素的器官，也称手术去势；或药物抑制产生睾酮的器官功能，也称药物去势。②抗雄治疗：通过雄激素受体阻断剂竞争性阻断雄激素与受体结合，目前抗雄药物已经研制到第二代。③去势联合雄激素阻断，也称最大限度阻断或全雄阻断。

（1）去势治疗

去势顾名思义就是去除男性之势，即去除体内的雄激素。

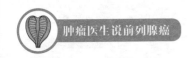

双侧睾丸切除可使睾酮在术后 12 小时内迅速下降至极低水平，对控制前列腺癌生长效果确切，称为手术去势。但手术去势的主要问题是，患者心理往往很难接受，治疗中也无法灵活调节。后来就出现了"黄体生成素释放激素类似物"等几种药物，注射后抑制睾丸产生雄激素，这就是药物去势。

以下几类患者一般建议进行去势治疗：

① 中危的患者，初始治疗选择放疗时，由于存在较高的复发或转移风险，推荐将去势治疗纳入联合治疗方案。

② 接受了前列腺根治手术的患者，根据病理结果，如存在不良病理特征（如 Gleason 评分 ≥ 8 分；存在盆腔淋巴结转移；手术切缘阳性等），则可能需要术后辅助去势治疗。

③ 对于晚期的前列腺癌患者已经发生了多处转移，失去了手术机会，或者因年龄过大等原因身体不能耐受手术，则需要以去势治疗作为一线治疗方法。

（2）抗雄治疗

去势治疗去除了睾丸来源的雄激素，男性体内另有约 10% 的雄激素由双侧肾上腺产生，去势治疗无法去除肾上腺来源的雄激素，需要通过药物阻断体内雄激素与受体的结合，阻断雄激素发挥作用。

简单地说，抗雄药物就是雄激素的直接竞争对手，即当雄激素想要进入前列腺的细胞内发挥作用时，药物会抢先一步占据雄激素的"工作岗位"，抑制雄激素与靶器官的结合，阻滞细胞对雄激素的摄取，从而抑制肿瘤细胞生长。

（3）去势治疗联合抗雄治疗

可同时去除睾丸来源的雄激素、阻断肾上腺来源的雄激素的作用，称为最大限度的雄激素阻断（MAB）。

3　只靠内分泌治疗能治好前列腺癌吗？

内分泌治疗只是尽可能减少促进肿瘤生长的因子即雄激素，也就是让肿瘤处于一种饥饿的状态，但实际并没有杀死肿瘤细胞，**因此，内分泌治疗不是治愈性治疗，只能延缓病变进展，无法治愈肿瘤，就像降压药能控制血压，但不能治愈高血压病一样。**

内分泌治疗一般用于没有根治机会的晚期前列腺癌患者，包括：转移性前列腺癌、根治性治疗后复发或者身体状况较差难以承受根治性手术的前列腺癌患者。

局限性前列腺癌首选根治性治疗，如果瘤体比较大，可以先给予新辅助内分泌治疗以缩小肿瘤体积、降低肿瘤分期，再进行手术，从而降低手术难度。

四十

内分泌治疗的不良反应有哪些，该怎么应对

老百姓常说"是药三分毒"，内分泌治疗药物也是如此，虽然能够控制前列腺癌疾病的进展，但也常常会引起一些影响健康或生活质量的不良反应，如果不良反应处理不及时或不当，会引起较严重的并发症。

接下来，我们就内分泌治疗过程中的常见不良反应，以及患者朋友们该如何应对这些不良反应，做一介绍。

内分泌治疗主要是通过药物来抑制患者体内的雄激素水平，雄激素水平的降低可引起一系列临床症状，如潮热盗汗、性欲降低、肌力体能下降等，长期使用还可能发生骨质疏松、乳房长大（称为男性乳房女性化）、心血管疾病、认知改变等。

1 潮热

潮热是去势治疗后最常见的不良反应，常表现为始于颜面

部的阵发性发热，向下扩散到颈部及躯体，伴有出汗，持续30秒到5分钟，一天可发作10余次。这其实是人体内分泌系统在适应和调节过程中暂时出现的症状，会随着时间的推移而逐渐好转，因此不用太过担心。

患者平时应注意衣着要舒适，如有潮湿需及时更换。房间经常开窗通风，鼓励患者适当进行散步等户外活动。

2 骨质疏松／骨折

内分泌去势治疗过程中，雄激素水平降低，会加速骨代谢和骨钙丢失而导致骨密度降低。在大规模人群的研究中发现，进行内分泌治疗的患者骨折风险比同年龄段老年男性相对增加21%～54%。长时间内分泌治疗骨折的危险性更大。处理应对上建议按照骨质疏松症的推荐：所有50岁以上的男性补充钙（每日1200 mg）和维生素D_3（每日800～1000 IU）。对于骨折风险较大的患者，可采用地诺单抗、唑来膦酸或阿屈磷酸盐治疗。患者应加强有氧运动，饮食上予以奶制品等含钙食物，遵医嘱口服钙剂和维生素D。平时活动需注意防止碰撞或跌倒。

3 男性乳房女性化

常出现于内分泌治疗的12个月左右，表现为乳腺及乳头的

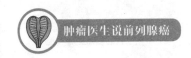

肿痛，需保持乳头清洁，避免局部触压，衣着宜宽大舒适，不必紧张焦虑，乳房触痛通常在半年内自动消失。

4 性欲降低，性功能障碍

主要是因为雄激素水平的降低，患者伴侣应多关注患者性格的改变。多关心体贴患者，了解其顾虑，营造夫妻间宽松和谐的气氛，必要时辅助药物治疗。

5 心血管疾病

研究显示，内分泌治疗与较高的糖尿病和心血管疾病发生率相关。内分泌治疗会增加脂肪量，增加空腹血浆胰岛素水平、降低胰岛素灵敏度，以及增加血清胆固醇和甘油三酯水平，从而增加心血管疾病的风险。

因此，内分泌治疗期间，要定期复查血生化，平时注意监测血糖、血压，如出现异常及时到内分泌科就诊，寻求药物治疗及相关指导。

6 体能肌力下降

患者开始治疗后特别容易出现疲劳，生理活动和整体活动能力降低，治疗开始不久立即会感到肌力下降，手脚无力，这是最典型的，也是最难受的不良反应。

针对这种情况，要制订科学的运动计划，运动方式以轻松有氧运动为主，如打太极拳、散步、做健身操等。

7　认知功能改变

少部分接受全雄激素阻断治疗的老年人转移性前列腺癌患者，存在一定的认知功能损害，包括视觉、执行功能、注意功能和记忆受损，家属应予以认知干预，帮助患者建立新的认知观念，鼓励患者正视一切客观存在的问题。

总而言之，内分泌治疗是前列腺的重要组成部分，患者朋友们一定要谨遵医嘱，定期复查，用药期间注意身体的异常，及时就诊。

TIPS

仅仅 PSA 出现波动不一定是停药换药指征，要多和临床医生沟通，请医生综合判断、遵医嘱用药。不要一有不良反应和波动就擅自调整治疗方案，坚持治疗才能带来最大获益。

四十一

内分泌治疗有哪些药物选择

前列腺癌内分泌治疗主要包括两个方面，去势治疗和抗雄治疗。

1 去势治疗的常用药物

去势治疗指的是抑制睾酮（雄激素）的分泌，可选择手术去势（双侧睾丸切除）或者药物去势。与传统的手术去势相比，药物去势创伤较小，停药后睾酮水平可以逐渐恢复，性功能也随之恢复。常用的去势药物包括以下几种。

（1）LHRH 类似物：包括 LHRH 激动剂及 LHRH 拮抗剂。LHRH-a 常用药物为戈舍瑞林、亮丙瑞林；此外还有曲普瑞林，使用方法均为皮下或肌肉注射，每 4 周或每 12 周一次。

（2）LHRH 拮抗剂：常用药物为地加瑞克，适用于不能采用其他激素疗法和拒绝手术去势的晚期前列腺癌的治疗。

（3）雌激素药物：己烯雌酚，其价格便宜，也有较好的疗效，对于经济条件有限的患者，也是一种选择，但由于其心血管不良反应，目前并不作为首选的药物。

2　抗雄激素治疗的常用药物

抗雄药物可以阻断雄激素与雄激素受体结合，临床上常用的代表性药物有非甾类抗雄激素药物，包括氟他胺、比卡鲁胺、尼鲁米特等。但这类药物作用单一，仅是与雄激素受体结合，而不是降低血清中的雄激素水平，最大优点是保持患者的性功能，而且因为与去势药物的原理不同，不引起血栓。

近年来，新型抗雄激素药物如阿帕他胺、恩扎卢胺、达罗他胺等，已经广泛应用于前列腺癌的临床治疗。

3　"去势 + 抗雄"联合使用

这种方式能够最大限度阻断雄激素对晚期前列腺癌细胞的作用，称为最大限度雄激素阻断 MAB，可以有效延长生存，MAB 目前已逐渐成为晚期前列腺癌患者最常用的内分泌治疗方法。

4　转移性激素敏感性前列腺癌（mHSPC）患者的用药

对于 mHSPC，去势治疗是基石，第一代抗雄激素药（比卡

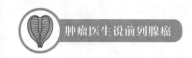

鲁胺、氟他胺、尼鲁米特）目前已不主动推荐，可考虑二代新型内分泌治疗与去势药物的联用，包括阿帕他胺、醋酸阿比特龙＋泼尼松等。多项研究表明，新型内分泌药物联合 ADT 治疗能显著延长 mHSPC 患者的总生存期（OS）和无进展生存期（PFS）。

5 非转移性去势抵抗性前列腺癌（nmCRPC）患者的用药

随着去势及抗雄药物的长期应用，患者必然会出现激素抵抗，这是内分泌治疗后的必然结果，也是造成患者病情进展、转移和死亡的主要原因。

对于 nmCRPC 患者，需进行临床评估，转移风险较高的需继续应用 ADT+ 阿帕他胺、达罗他胺或恩扎卢胺的治疗方案；转移风险低的 nmCRPC 患者，需持续 ADT 治疗 + 观察。

对于新诊断的转移性去势抵抗性前列腺癌 mCRPC，应提供持续 ADT 联合醋酸阿比特龙＋泼尼松、多西他赛或恩扎卢胺的治疗方案。

四十二

什么类型的前列腺癌患者需要进行放疗

除了手术、内分泌治疗，放疗也是部分前列腺癌患者的首选治疗手段。那么，放疗到底是怎样的一种治疗手段？哪种类型的前列腺癌患者最适合进行放疗呢？

1 什么是放疗？

放疗全称为放射治疗，是利用放射线治疗恶性肿瘤的一种方法，如放射性同位素产生的 α、β、γ 射线，和各类 X 射线治疗机或加速器产生的 X 射线、电子线、质子束及其他粒子束等。这些高能射线能直接杀伤肿瘤细胞，从而达到缩小肿瘤、甚至治愈肿瘤、提高生存质量和延长生命的目的。

需要注意的是，放射线对正常组织同样会产生放射性损伤，引起放射性炎症。现代放疗可以理解为高精度靶向放疗，在 CT 图像和计算机技术的辅助下，使放射线相对集中到肿瘤靶区，

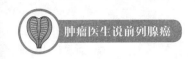

显著提高肿瘤的辐射剂量，而肿瘤周围正常组织所受的辐射尽可能减少，以此获得良好的肿瘤局部治疗效果（见图16）。

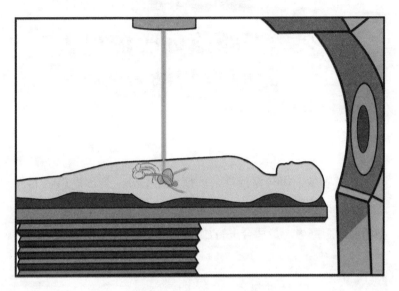

图 16　前列腺癌外放射治疗

2　哪种类型前列腺癌患者适合放疗？

放疗作为前列腺癌传统的主流治疗手段之一，无论在疾病早期、进展期或晚期都有明确的治疗适应证。

（1）局限性前列腺癌

局限性前列腺癌又称器官局限性，意思是肿瘤的生长还局限在前列腺这个器官内，没有超过前列腺包膜的范围，没有侵犯扩散到前列腺包膜外，没有发生淋巴结或远处转移。

- **低危患者**（T1 ～ T2a，Gleason ≤ 6，PSA<10 ng/mL）：外放射治疗和根治性前列腺切除术均为首选方法，高龄体弱患者可首选根治性外放射治疗。

- **中危患者**（T2b 或 Gleason 7 或 PSA 10 ～ 20 ng/mL）：放疗和手术均为首选方法，高龄患者建议首选根治性外放射治疗，可选择联合短期新辅助 / 辅助内分泌治疗（4 ～ 6 个月）。

- **高危患者**（≥ T2c 或 Gleason ≥ 8 或 PSA>20 ng/mL）：可选择根治性手术或外放射治疗，需联合长期新辅助 / 辅助内分泌治疗（2 ～ 3 年）。

（2）局部进展性前列腺癌

局部进展性前列腺癌（T3 ～ T4N0M0），是指前列腺癌已经突破了前列腺的包膜，甚至累及精囊或者是周围的器官，如直肠。此时首选根治性外放射治疗，也可以进行手术治疗，但需联合长期新辅助 / 辅助内分泌治疗（2 ～ 3 年）。

（3）根治术后辅助或挽救性放疗

前列腺癌根治手术后，如病理结果显示为：包膜外侵犯pT3，Gleason 评分 > 7 分，以及切缘阳性的患者，术后 5 年局部复发的概率高达 50%。

对于 pT3 pN0（病理提示：肿瘤突破前列腺、无区域淋巴结

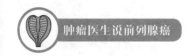

转移）患者，术后 PSA< 0.1 ng/mL，由于切缘阳性、包膜侵犯和（或）侵犯精囊而引起局部复发的风险较高，目前可以有两种选择：（1）在排尿功能恢复后对手术区域进行辅助放疗。（2）临床上密切随访，在 PSA>0.5 ng/mL 时开始进行挽救性放疗。

（4）远处转移

远处转移是指前列腺癌转移至身体的其他部位，骨转移是前列腺癌常见的远处转移。对于前列腺癌的骨转移，放疗是一种有效的姑息性疗法，目的是解除症状，而非根治性治疗。对于远处转移灶负荷较小的部分前列腺癌患者，即 < 4 个骨转移且没有内脏转移，虽然一线标准治疗是内分泌治疗，但有证据表明，联合原发灶放疗可以明显改善患者的疗效，提高总体生存率。

因此，针对不同类型、不同分期的患者，放疗的作用和使用时机选择也不一致，患者需听从医生安排确定放疗方案及时间。

四十三

什么是三维适形外照射治疗，与普通外放射治疗有何区别

前面我们介绍过前列腺癌的外照射治疗，就是将放射粒子从身体表面射向病灶靶区。但由于传统的外照射范围较大，对周围组织损伤严重且不良反应较多，随着技术的进步，现在应用较多的是改进版的外放疗，即三维适形放疗。

1 普通外放射治疗和适形外照射的治疗成功率

常规外放射治疗属于二维放疗，基层医院仍在使用此放疗方法。早期前列腺癌的常规外照射治疗总剂量是 60 ~ 70Gy，此剂量被认为是周围的正常组织，特别是直肠所允许的最大剂量，但这个剂量又不足以获得足够的局部控制。

据文献报道，采用不同剂量照射前列腺癌，其治疗结果显示：当放疗剂量为 67Gy、67 ~ 77Gy 和 >77Gy 时，其 4 年无生化复发生存率分别为 54%、71% 及 77%；对于临床分期为

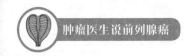
T1 ～ T2N0M0、PSA>10ng/mL 的患者，当剂量为 67 ～ 77Gy 和 77Gy 时，其 4 年无生化复发生存率分别为 61% 和 93%。由此可见，照射剂量对于治疗效果起着非常重要的作用。

三维适形放疗是在三维方向上，使射线高剂量区分布的形状与病变的形状一致，从而能够进一步缩小治疗体积，最大限度地减少正常组织受照剂量。

这一定程度上突破了外放射治疗的局部控制率和并发症的矛盾，可以给予肿瘤局部更高的剂量，与常规外放疗相比，显著提高了前列腺癌患者的无生化复发生存率，减少了正常组织损伤及并发症的发生。

2 哪些患者适合接受适形外放射治疗？

（1）**T1a-T4a 期前列腺癌患者**：病灶局限于盆腔的各个期别的前列腺癌患者，且身体允许耐受放疗。

（2）**术后辅助放疗或挽救性治疗**：辅助手术，提高肿瘤控制率，延缓肿瘤进展。主要针对术后病理切缘阳性；前列腺包膜或精囊腺受侵（病理 T3 ～ T4 期）；术后 PSA 持续增高（或生化复发）；具有复发高危因素（如 Gleason 评分 8 ～ 10 分）。

（3）**姑息治疗**：对有远处骨转移；盆腔肿瘤转移引起血尿、尿频、尿急、尿痛等症状；外放射治疗可以减轻患者症状，改善患者生存质量。

3 接受外放射治疗患者需要注意什么?

（1）**饮食注意**：戒烟戒酒，忌吃辛辣和酸醋食物，避免过热过硬的食物，进食易消化、营养丰富、高纤维素食物，增强机体抗病能力，保持大便通畅防止便秘，以免损伤黏膜。

（2）**皮肤保护**：避免照射野皮肤受机械物质的刺激，保持照射野皮肤的清洁干燥，防止溃疡、感染，尤其是会阴部皮肤。局部避免冷热刺激，以免损伤皮肤。切忌用手指直接接触或用手去剥干燥、脱落的痂皮，以免损伤皮肤而延长愈合的时间。

（3）**术后锻炼**：要选择适应术后状态的锻炼，如有效咳嗽练习、缩肛运动练习等。

（4）**心态调整**：以积极的态度面对疾病，有利于恢复。

4 外照射治疗有哪些并发症?

（1）**肠道并发症**：直肠并发症的发生率与直肠所接受的放射剂量有关，且与受到高剂量照射的肠壁长度有关。包括肠道功能紊乱、放射性直肠炎、直肠溃疡、出血等，表现为大便习惯改变、里急后重感、腹泻、便血等。

（2）**泌尿系并发症**：包括放射性膀胱炎与尿道炎等。由于膀胱距前列腺距离极近，而尿道就从前列腺的中间穿过，不可避免地要受到射线的照射，且接受照射的剂量可能还较高，所以泌尿系并发症较直肠并发症更为常见，几乎所有患者接受放疗时都有一个最初的急性反应，包括尿频、尿急、排尿困难，有的症状可持续数周到数月。严重者需留置尿管或进行 TURP。不过，目前的适形放疗已明显减轻了泌尿系统的不良反应。

（3）**勃起功能障碍**：由于放疗影响了盆腔神经血管束，因此常引起患者勃起功能障碍。相反，适形外照射放疗可能给予前列腺周围较低的照射剂量，有利于保护患者的勃起功能。

（4）**骨髓抑制**：主要发生在常规外照射以及姑息性放疗的患者。适形放疗很少发生骨髓抑制。

（5）**尿失禁**：部分放疗患者由于放疗对控制排尿的括约肌产生影响，可能会出现暂时性或永久性的尿失禁，对于暂时性尿失禁患者，可通过加强盆底肌肉训练患者尿失禁的症状，而对于永久性尿失禁患者，由于括约肌造成了不可逆的损伤，尿失禁症状会持续存在。

5　镭 -223 在转移性前列腺癌中的应用

讲完外放射治疗，我们来讲一下内放射治疗的一种新药。

转移性前列腺癌患者，90% 存在骨转移，骨转移可导致骨相关事件，如病理性骨折、脊髓压迫、肿瘤相关的外科手术干预及外放射治疗等，不仅降低了患者的生活质量和总生存期，还增加了患者的治疗负担。

镭 -223 是一种 α 射线发射体，已被证明可以有效改善转移性前列腺癌患者的总生存期，降低死亡风险，提高生活质量。镭－223 先后获得美国 FDA 和欧盟 EMA 批准上市。现有研究已表明，镭－223 治疗骨转移性 CRPC 具有很好的疗效及生存优势，不仅能缓解骨相关症状、延长 OS，降低死亡风险，还具有良好的耐受性，能够靶向性地对骨转移灶上的癌细胞发挥强有力的细胞毒效应，且不良反应少、可控。

不同于其他新药，对不能耐受化疗的患者的治疗而言，镭－223 也已被证实是安全有效的，这为存在并发症不适合细胞毒性化疗的男性患者提供了新的治疗选择。

四十四

内放疗、外放疗究竟有何不同

近距离放射治疗（内放疗）是一种治疗局限性前列腺癌的技术手段，通过 B 超、CT 或 MRI 引导三维系统的准确定位，将放射性粒子植入前列腺内，放射性粒子发挥近距离杀伤消灭肿瘤细胞的作用。

内放疗包括短暂插植治疗和永久粒子种植治疗，前列腺癌的内放疗多数采用永久粒子植入。前列腺癌近距离放疗因其疗效肯定确切、微创，且并发症少的优点，逐渐被患者所接受。

1 近距离放疗是如何杀死肿瘤细胞的?

近距离放射治疗的主要机制是放射性粒子发出的 γ 射线，可以破坏肿瘤细胞核的 DNA 双链（见图 17），使肿瘤细胞失去生长和繁殖的能力。另外，射线可使机体内的水分子电离，产生自由基，引起组织细胞的损伤。

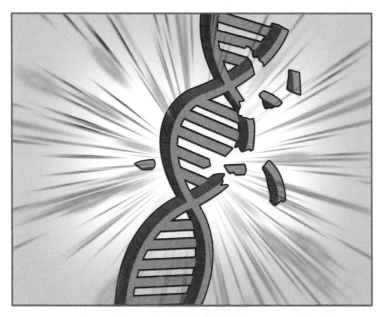

图 17　放疗破坏肿瘤细胞 DNA

　　放射性粒子植入后能持续不间断地对肿瘤细胞进行照射，达到足够的辐射剂量和半衰期后，能使肿瘤细胞完全失去繁殖能力，从而达到彻底杀伤肿瘤细胞的治疗效果。

2　近距离放疗有哪些优缺点？

　　相比于外照射放疗，内放疗有以下优点。

- 内放疗的局部放射剂量更高，对肿瘤杀伤作用更彻底。
- 可给予持续低剂量放疗，可能比常规分次的外照射放疗

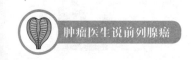

更有效，适宜治疗进展缓慢低危的前列腺癌。

● 低能量的放射性同位素 I-125，有穿透到局部组织间的作用，疗效好，损伤小。

不过，近距离放疗也存在一定的缺点，比如，剂量分布不均匀，容易造成热点（过高剂量区）和冷点（过低剂量区），增加肿瘤残留和复发的危险。

目前，内照射多作为外照射的补充应用，如高危患者可使用近距离放疗联合一定时间的内分泌治疗，很少单独应用。具体需要根据临床分期及影像学、病理资料来决定。

3 近距离放疗有哪些并发症？

近距离放疗的并发症包括短期并发症和长期并发症。

（1）**短期并发症**：是指在 1 年内发生的并发症，多与穿刺创伤及急性放射性损伤有关。

● **泌尿系统并发症**：术后部分患者会有尿频、尿急及尿痛等尿路刺激症状，有些表现为排尿困难和夜尿增多。多数研究提示治疗 1 年后，90% 患者的尿路症状可以恢复正常。急性尿潴留的发生率为 1% ~ 34%，多见于 IPSS 评分较高及前列腺体积较大的患者。

● **直肠并发症**：短期直肠并发症为大便次数增多、里急后重等直肠刺激症状，多为自限性，一般对症处理即可。

（2）**长期并发症**：是指在 1 年后发生的并发症。

● 泌尿系统并发症：以慢性尿潴留为常见，主要与膀胱颈部及尿道的放射性损伤而导致的瘢痕化有关。尿失禁发生率为 1% ～ 24%，有经尿道前列腺切除术手术史者发生率高达 20% ～ 85%。约有 12% 的患者表现为尿道狭窄，可能与尿道球部的放射线剂量过高有关，通过定期尿道扩张可解决。

● 直肠并发症：直肠炎在放射粒子植入术后 3 年内出现。多表现为轻度便血，常为自限性，但严重时可出现直肠溃疡甚至前列腺直肠瘘。

四十五

前列腺癌根治性治疗后
如何防复发

在前面的介绍中我们提到，前列腺癌患者在做完根治性治疗后，由于各种原因，依然会有复发的可能，所以不能大意，需要进行定期复查和随访。

1 检测前列腺癌最常用的手段——PSA

检查血液中 PSA 的浓度，是预防前列腺癌最常用的检测手段。因为 PSA 浓度高低，可以反映体内残余的前列腺癌细胞的水平。不过，有相当一部分患者经根治性放疗或手术后，在复查时发现 PSA 指标又升高了，对此难免感到恐慌。那么，是不是只要 PSA 指标升高，就预示着放疗失败或手术没做好，肿瘤又复发了呢？

2 PSA 指标升高，到底预示着什么？

PSA 指标升高，确实意味着存在复发的可能。不过，先不要着急，复发也分两种：生化复发和临床复发。

（1）生化复发

前列腺癌生化复发是指根治性治疗后，血清 PSA 持续性升高或跟手术前比没有下降，但还没有表现出临床症状。因为前列腺癌的根治性治疗分为手术治疗和放射治疗，所以生化复发又分为：根治手术后生化复发和根治放疗后生化复发。

● 根治手术后生化复发，定义为患者在手术后没有进行内分泌治疗及放疗，随访过程中连续 2 次 PSA ≥ 0.2ng/mL。可能的原因包括：肿瘤的局部残留、复发，肿瘤病理恶性程度较高，Gleason 评分 >7 分、术前 PSA ≥ 10ng/mL 和精囊侵犯、区域淋巴结或远处脏器的转移。

● 根治放疗后生化复发，是指根治性放疗后（外放射治疗，无论是否进行内分泌治疗），血清 PSA 水平较最低值时升高 ≥ 2ng/mL。

据相关文献统计，前列腺癌患者在根治手术 5 年后生化复发率可达 20%；在高危因素组前列腺癌患者进行根治性放疗 5 年后复发率可达 50%。

（2）临床复发

前列腺癌临床复发是指患者开始表现出相应的临床症状。

通常，前列腺癌生化复发要较临床复发早出现 6 ～ 18 个月，其原因可能是残留肿瘤病灶较小，通过临床影像学诊断难以在早期发现，但是 PSA 作为敏感的肿瘤标志物，在临床表现出复发证据前已出现变化。

如果只是肿瘤局部复发或残留，且为低危患者，则仍可以通过挽救性局部治疗而获益；而有区域淋巴结或远处脏器的转移的患者，则需要全身性治疗（内分泌治疗）。因此，应当及时对局部和全身复发情况进行全面评估，以选择恰当的治疗方案。

3 如何及时发现前列腺癌复发？

临床上常采取以下措施预测并及时发现前列腺癌的临床复发。

（1）**直肠指检**：简便易行。直肠指检如果触及前列腺窝内异常硬结，则需要进一步进行经直肠超声检查及其引导下的穿刺活检术。

（2）**经直肠超声检查和穿刺活检**：用于明确根治术后前列腺窝有无局部复发、残留，并可根据穿刺活检结果确定复发的具体部位，为挽救性放疗时制定照射范围提供依据。

（3）**盆腔 CT/MRI**：对于判断根治术后前列腺窝内癌灶残留、局部复发和盆腔淋巴结转移有一定的价值。

（4）**核素骨扫描**：在生化复发的早期作为常规检查价值有限。但当患者出现骨骼痛、血清 PSA 迅速上升时，则必须进行核素骨扫描评估是否已出现全身转移。

（5）前列腺癌膜特异性抗原（PSMA）：PSMA 已被证实在低分化前列腺癌、转移性前列腺癌和激素非依赖性前列腺癌中有高表达。PSMA PET/CT 不仅可以应用于初诊前列腺癌的临床分期，也可以用于前列腺癌根治性治疗以后，对生化复发病灶定位诊断，评估是局部复发、淋巴结转移，还是远处转移更精确。

总之，患者术后一定要及时遵嘱定期复查，及早采取措施发现生化及临床复发，以便早期应用挽救性治疗联合内分泌治疗，改善预后，延长总生存期。

四十六

如雄激素阻断治疗失败，PSA 再次升高怎么办

目前，我国多数前列腺癌患者在初诊时就已经出现转移。根据在我国一线城市进行的一项流行病学研究，新诊断的前列腺癌患者有 54% 在诊断时已发生远处转移。

雄激素剥夺治疗（ADT）也称去势治疗，是转移性前列腺癌治疗的基石。然而，临床上仍有不少患者在持续 ADT 后疾病依然会发生进展。

对于转移性、未接受过雄激素剥夺治疗的前列腺癌患者，采用内分泌治疗药物可以显著延长患者的生存期。但不少患者在持续内分泌治疗后血清睾酮达到去势水平，仍然出现生化进展（PSA 持续升高）或影像学进展，这种持续内分泌治疗失败的患者被称为去势抵抗性前列腺癌（CRPC）。

在过去，由于缺乏有效的治疗药物，患者一旦进入 CRPC 阶段，预后往往很差。所幸的是，这种困境在新型内分泌治疗药物陆续问世后大为改观。

去势抵抗性前列腺癌（CRPC）的主要治疗药物分为两类：新型内分泌治疗药物和细胞毒性药物。

新型内分泌治疗药物包括：

● 雄激素合成抑制剂（阿比特龙）

● 第二代雄激素受体（AR）抑制剂（阿帕他胺、恩扎卢胺、达罗他胺等）

细胞毒性药物包括：

● 多西他赛 / 卡巴他赛

● 米托蒽醌

● 雌莫司汀

其中，阿比特龙、多西他赛、第二代 AR 抑制剂三种药物，相比于其他治疗药物的临床研究数据更佳，是 CRPC 药物治疗的三大王牌。

1 阿比特龙

阿比特龙是一种高效、选择性、不可逆的 CYP17A1 酶抑制剂，能够阻断睾丸、肾上腺组织、前列腺癌组织中雄激素的合成。

阿比特龙用于未经化疗的 mCRPC 患者。3 期临床试验结果显示，阿比特龙治疗组基于影像学的中位无进展期相比于对照组延长一倍（16.5 个月 / 8.3 个月），患者的中位总生存期显著延长（34.7 个月 / 30.3 个月）。临床上，阿比特龙通常会与泼尼松或甲泼尼龙联合使用，作为各种临床指南的优先推荐用药。

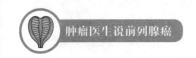

阿比特龙还可用于多西他赛治疗失败的 mCRPC 患者。在其 3 期临床试验中，阿比特龙相比于安慰剂显著延长了患者的中位总生存期（15.8 个月 / 11.2 个月）。研究中的其他结果还表明，阿比特龙治疗组患者的影像学进展、PSA 水平下降以及疼痛缓解情况均得到改善。

2 多西他赛

多西他赛是一种常见的紫杉烷类抗肿瘤药物，其可以通过抑制癌细胞的微管解聚，促使肿瘤细胞凋亡。尽管因为它属于一种化疗药物，部分患者会对其心存畏惧，但多西他赛用于 mCRPC 的疗效是显著的。在多西他赛治疗 mCRPC 患者的临床试验中，每 3 周一次多西他赛联合泼尼松与米托蒽醌联合泼尼松相比可显著延长患者的中位总生存期（18.9 个月 / 16.5 个月）。

其他结果表明，多西他赛治疗的患者有 45%PSA 水平下降 ≥ 50%、疼痛缓解率为 35 %、疼痛缓解维持时间为 3.5 个月，相比于米托蒽醌均有显著改善。

在临床上，阿比特龙和多西他赛两种药物在 mCRPC 患者系统治疗中发挥重要作用。当两者其一治疗失败时，另一种就会成为优先考虑的药物。既往阿比特龙价格较为昂贵，但目前国产、降价及进入医保后，大多数患者也可以承担药物的治疗费用。

3　第二代 AR 抑制剂

AR 抑制剂是一种能阻断雄激素受体（AR）发挥作用的抑制剂药物。第一代 AR 抑制剂主要用于雄激素剥夺治疗（ADT），而第二代 AR 抑制剂则被用于 mCRPC 患者的系统治疗，特别是在阿比特龙和多西他赛治疗失败后。

目前已上市的第二代 AR 抑制剂有恩扎卢胺（Enzalutamide）、阿帕他胺（Apalutamide）和达罗他胺。其中恩扎卢胺可被用于转移性去势抵抗性前列腺癌（mCRPC）的治疗，而这三种药物均可以作为非转移性去势抵抗性前列腺癌 (nmCRPC) 患者的首选治疗。

以恩扎卢胺为代表的 AR 抑制剂形成了阿比特龙和多西他赛后第三道对抗 mCRPC 的有力防线。

（1）恩扎卢胺

根据恩扎卢胺的 3 期临床研究显示，相比于安慰剂，恩扎卢胺显著改善了患者的中位总生存期（13.6 个月 / 18.4 个月），降低 37% 患者的死亡风险。

其他结果表明，恩扎卢胺治疗组有 54% 的患者 PSA 水平下降超过 50%，影像学的疾病缓解率为 29%。中位无进展生存期得到大幅提升（8.3 个月 / 2.9 个月）。目前，恩扎卢胺已成为美国国立综合癌症网络（NCCN）前列腺癌指南中 CRPC 患者的 1 类推荐用药。

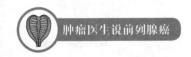

（2）阿帕他胺

阿帕他胺作为一种最新的治疗前列腺癌药物，是中国目前唯一拥有转移性激素敏感性前列腺癌（m HSPC）全人群适应证，国际/国内首个获批 NM-CRPC 适应证，且进入医保的新型雄激素受体抑制剂。

根据大型临床试验数据显示，使用阿帕他胺治疗可以让患者短时间内看到非常明显的 PSA 下降，显著降低死亡风险，提高生活质量。同时阿帕他胺具有良好的安全性，无须长期联用激素，降低了长期使用激素导致的代谢异常、骨质疏松等风险。因此获得国际/国内权威指南一致推荐。

四十七

什么是激素抵抗性前列腺癌，该怎么治疗

从 20 世纪 40 年代开始，内分泌治疗（包括手术或者药物去势、雄激素受体抑制剂以及其他抗雄激素药物）已经成为晚期转移性前列腺癌的一线治疗方案。然而，既往研究已发现，几乎所有初始对内分泌治疗敏感的前列腺癌患者最终都将发展成去势抵抗，即对内分泌治疗无反应或内分泌治疗反而促进疾病进展，最终导致肿瘤临床进展、恶化，并造成患者死亡。内分泌治疗的中位敏感期一般为 18～24 个月，仅有极少部分（约 8%）患者可长期保持对内分泌治疗的敏感性。

一旦发展为去势抵抗，未接受任何延长生存治疗的前列腺癌患者，其自然病程中位生存时间仅 12 个月。20 世纪 90 年代以前，去势抵抗性前列腺癌的治疗是乏术的；然而随着新的治疗方案的不断涌现，人们对之不再一筹莫展、无计可施了。

那么究竟什么是去势抵抗性前列腺癌（CRPC）呢？公认且较为简便的判断 CRPC 的诊断标准为：（1）血清睾酮达到去势水

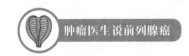

平（通常定义去势水平为 <50ng/mL）；（2）连续三次间隔 2 周测得的血浆 PSA 递次上升；（3）停用抗雄激素药品最少 4 周（比卡鲁胺需停药至少 6 周）；（4）在运用二线内分泌治疗的情况下，PSA 仍持续上升；或出现骨或软组织病灶继续进展。

目前针对 CRPC 的治疗方法主要有以下几种。

1　化疗药物：多西他赛和卡巴他赛

目前，国内治疗 CRPC 的主要化疗药物是多西他赛，其作用于肿瘤细胞微管，通过阻碍细胞有丝分裂诱导细胞凋亡，是第一个可以提高 mCRPC 患者总体生存率的一线治疗药物。2004年，多西他赛被美国 FDA 批准用于 CRPC 的治疗。同年，ASCO 大会上报道的两项有关多西他赛治疗 CRPC 的 III 期临床研究结果确立了多西他赛治疗 CRPC 的"中心"地位。而卡巴他赛，与造成多西他赛耐药的 P 糖蛋白亲和力低，因此对多西他赛耐药的前列腺癌细胞和肿瘤模型均有治疗效果。

2　雄激素合成抑制药：阿比特龙

阿比特龙，是睾酮合成途径关键酶 CYP17A1 的抑制剂，主要通过抑制雄激素的合成来发挥作用，可阻断肾上腺、睾丸和肿瘤内雄激素的生物合成，但不会拮抗糖皮质激素和盐皮质激素合成所需的 CYP11B1 和 CYP11B2 酶的活性。

3 雄激素受体抑制剂：恩扎卢胺

恩扎卢胺是一种 AR 抑制剂，对 AR 的亲和力比现有的抗雄激素药物如比卡鲁胺高 5 ～ 8 倍，其通过抑制 AR 复合物的核易位和诱导 AR 的构象变化防止其与 DNA 结合而发挥作用。2012年 8 月，恩扎卢胺提前获美国 FDA 批准，用于治疗激素疗法或化疗后复发或继续扩展的晚期去势抵抗性前列腺癌（CRPC）。

4 免疫抑制剂：Sipuleucel-T

免疫治疗剂 Sipuleucel-T 是首个通过 FDA 批准的针对 mCRPC 的疫苗，以局限于前列腺组织内的前列腺酸性磷酸酶（PAR）作为靶抗原，刺激自身免疫反应，杀灭前列腺癌细胞。Sipuleucel-T 的优点是体外培养提高 DC 的活性，且重复应用可维持持久的免疫反应，但是该疫苗制备工艺复杂，相对制约了其临床应用。

5 放射剂：镭 -223

镭-223，是代表性的新型放射治疗药物，2013 年 5 月被 FDA 批准用于治疗有症状骨转移及无已知内脏转移的 CRPC 患者，其发挥类似钙剂的放射活性，通过选择性作用于骨转移灶周围的新生骨发挥效应。

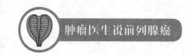

　　总的来说，虽然多西他赛和后续的卡巴他赛作为一线化疗药物成功提高了 mCRPC 患者的生存率，但目前，阿比特龙和恩扎卢胺却越来越受到更多泌尿科医生的关注和青睐，不过，它们均不可避免地最终出现药物抵抗性而缺乏"持久性受益"。故而，更为高效地用于治疗 CRPC 的药物亟待开发。

　　相信，如同攻克其他肿瘤一样，随着研发人员对前列腺癌的重视，尤其是对 CRPC 的不断深入研究，更为安全、高效的药物终究会出现。

四十八

前列腺癌有必要做化疗吗，不良反应大吗

在 20 世纪 80 年代以前，前列腺癌的治疗领域中化疗并不受推崇。但是进入 21 世纪，经过全世界科学家共同的努力，终于发现"多西他赛联合泼尼松方案"不仅能够缓解症状，而且能有效延长去势抵抗性前列腺癌与转移性前列腺癌患者的生存时间，化疗目前已经成为一些前列腺癌治疗的杀手锏。

不过在实际生活中，不少人对化疗仍然心存疑虑与畏惧，由此产生的排斥心理已严重干扰了正常治疗的推进。那么，我们究竟该如何看待前列腺癌的化疗呢？

1 化疗的不良反应大吗？

很多患者一提起化疗就想到了恶心、呕吐、脱发、贫血……这其实是既往与化疗药物绑定在一起的刻板印象。近 20 年来，高效低毒的化疗药物陆续应用于临床，如多西他赛、卡巴他赛，

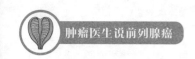

化疗的不良反应不再那么可怕，绝大部分患者的化疗是安全有效的。此外，化疗策略的改进可进一步减轻毒副作用，现在临床实践中往往采取三周、小剂量的方案，与此同时，临床上还会加以一系列保护及辅助治疗措施，来预防或治疗化疗药物的毒副作用。

2 前列腺癌患者为何不首选化疗？

随着新型化疗药物广泛应用于临床，前列腺癌（尤其是激素抵抗性前列腺癌与转移性前列腺癌）患者看到了希望，众多的临床研究与实践证实了新型化疗药物的有效率，一半以上的患者能从化疗中受益，包括生活质量的改善、生存时间的延长。

之所以前列腺癌不首先化疗，是因为绝大多数前列腺癌对内分泌治疗更敏感，对于这类患者，化疗只能作为内分泌治疗的一种补充。简单来说，内分泌治疗作为首要选择，而化疗作为次要选择或者联合的辅助治疗。

3 哪些前列腺癌患者适合做化疗？

目前建议接受化疗的前列腺癌患者大致有两类。

（1）转移性激素敏感性前列腺癌：采用多西他赛联合或不联合泼尼松方案，需6周期化疗，可将患者中位生存期提高13～20个月（根据不同研究），效果极佳，因此，推荐前列腺癌患者在此阶段进行化疗。

（2）转移性去势抵抗性前列腺癌：采用多西他赛联合泼尼松方案，有效患者需进行10周期化疗，虽然同样可以延长生存期，但延长的时间相对较短，综合评价获益不如前列腺癌在激素敏感阶段的化疗。

四十九

前列腺癌化疗有哪些不良反应，
该如何应对

前文我们提到，随着高效低毒的化疗药物陆续应用于临床，化疗的不良反应已不再那么可怕。不过，"是药三分毒"，化疗过程中还是会出现一些不良反应。下面我们就来讨论一下，前列腺癌化疗常见的不良反应及应对措施。

1 骨髓抑制

化疗会抑制骨髓造血系统，产生的不良反应主要表现为白细胞下降。所以，在每次前列腺癌化疗前，都应该做血常规检查，如果白细胞的数量低于 $(2.5 \sim 3) \times 10^9/L$，应该暂时停止化疗，遵照医嘱使用升高白细胞药物，如集落刺激因子，具有明显的促进血细胞增生的功能。

只要在前列腺癌化疗前预防应用，或化疗后及时使用这些药物，化疗后出现白细胞下降的可能性就会显著降低。

2 过敏反应

化疗所导致的过敏反应常发生在开始输注药物的几分钟内。常见临床表现有：皮疹、面部潮红、呼吸困难、低血压和支气管痉挛等，其中严重过敏反应较为少见，发生率为 4%～6%。

有研究报道，化疗药物所致过敏反应**与患者体质有一定的相关性**。所以，临床医生在使用化疗药物前，会注意以下几点：

- 详细询问患者用药史和过敏史。
- 严密观察患者输注药物时或（和）输注后的局部和全身反应。
- **做好干预准备措施**，备好肾上腺素、抗组胺药物及糖皮质激素等抗过敏药物。

过敏反应可通过停药或对症处理（如地塞米松或抗组胺药物）而好转，但若是出现严重的过敏反应，及时停止使用同种化疗药物可能是最好的选择。

3 体液潴留

体液潴留的发生常见于多周期化疗之后，此时多西他赛累积剂量为 400 mg/m^2 以上，主要表现有：体重增加、外周性水肿、胸腔积液及心包积液等，症状具有可逆性，多数情况会在多西他赛化疗停止后逐渐好转。

4 脱发、皮肤病

化疗出现的脱发（见图18）和皮肤反应并不是所有的患者都有，即使出现也不必过分担忧，因为一般患者停药后，脱掉的头发会重新长出（约停药半年后），皮肤的红斑、皮疹和色素沉着也会好转或消失。同时，如果出现重度皮肤反应，则推荐降低化疗药物使用剂量。

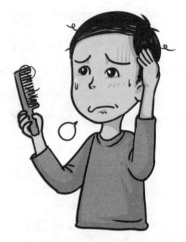

图18　化疗不良反应——脱发

5 消化系统症状

在前列腺癌化疗的全身反应中，消化系统的毒性作用和不良反应较轻，偶有恶心、呕吐、食欲不振、腹痛、腹泻，以及口腔黏膜溃疡、咽喉炎等，在化疗同期或化疗结束后应用止吐药物均可缓解。

6 局部组织坏死和栓塞性静脉炎

在静脉注射化疗药物时，如果出现药液外漏，可引起局部组织坏死和栓塞性静脉炎。可通过建立中心静脉通路，如 CVC、静脉输液港等，减少血管外渗风险。另外，家属在陪护过程中，要与医护人员密切沟通，随时了解患者的治疗情况，**发现异常及时与医护人员联系**。

以上就是前列腺癌患者化疗后常见的问题，如果出现上述问题，患者及家属需要与医生进行充分交流，来决定是否继续化疗，或采取相应治疗措施缓解化疗伴随症状。

五十

基因检测技术在前列腺癌中的应用

近年来，随着对肿瘤发病机制研究的深入，越来越多的肿瘤相关的靶点、信号通路被发现与肿瘤的发生、发展密切相关，并且对于恶性肿瘤的治疗，目前最主要的也是最新的治疗理念还是以精准化的治疗为主。所谓精准化治疗与既往的粗放的治疗方式是完全不同的，它主要是指针对同一疾病的不同患者，根据患者本身的特点，选用特定的治疗方案。而基因检测，是肿瘤精准化治疗的最为重要的一个环节。

晚期前列腺癌患者，目前最常用的治疗手段包括雄激素全阻断剥夺治疗（ADT）、化疗、靶向治疗、免疫治疗、放射性粒子治疗等多种方案，而在我们选择能够使患者获得最大的生存获益、有效率更高的治疗方案时，基因检测在其中的作用是非常重要的。因此，针对前列腺癌的患者一旦进入全身转移或者局部转移阶段的时候，我们需要通过基因检测来对患者治疗方案进行指导，选择针对个体的更为精准的治疗方案。

与前列腺癌治疗效率相关的基因很多，最常见的包括：①同源重组（HRR）相关基因。HRD 相关基因包含的种类非常多，其中 BRCA1、BRCA2、ATM、CHECK2 等基因与 PARPi（DNA 修复酶抑制剂）类药物（包括奥拉帕利、尼拉帕利、卢卡帕利等）的治疗效果密切相关，只有伴有这些基因突变的患者，才有可能从 PARPi 类靶向药物的治疗中获得比较好的生存获益，反之，没有这些基因突变的患者，使用上述靶向药物的治疗效果是非常差的。②错配修复相关基因。错配修复相关基因突变与免疫治疗（PD-1 单抗）的治疗效果密切相关，通过基因检测，判断患者相关基因里是否伴有 MSI-H，可以评估患者对 PD-1 单抗的敏感性，高 MSI 或 dMMR 型可从 PD-1 单抗治疗中获益。③雄激素受体剪切突变体（AR-Vs）。AR-Vs 的存在与内分泌治疗的抵抗是密切相关的，尤其是与阿比特龙、恩扎卢胺这些新型的内分泌治疗药物的抵抗密切相关，伴有 AR-V7 突变的患者，对新型内分泌治疗的效果是非常差的，因此伴有 AR-V7 突变的患者通常在内分泌治疗的基础上需要联合其他的治疗方案才能够最大限度延长患者的总体生存时间。④此外，近年来非常多的研究发现，P53、PTEN、PI3K 这些基因与前列腺癌的快速生长、化疗效果和某些新研发的靶向药物的治疗效果是密切相关的。

　　另外，基因检测的检测方式通常包括组织检测和血液检测（主要是 ctDNA 的检测），两者总体的检测效果、准确性一致。同时患者的基因突变包括后天突变（体突变）和先天性突

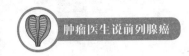

变（生殖系突变），通过基因检测可以对患者是否伴有遗传性进行判断。

　　总之，基因检测已经成为指导晚期前列腺癌患者精准化治疗以及为前列腺癌患者提供遗传咨询的最为重要的手段和武器，通过基因检测可以为患者制订更为精确的治疗方案，最大限度减少患者的支出，减少无效治疗的时间，最大限度延长患者的总体生存时间。

五十一

前列腺癌的靶向治疗

前列腺癌作为男性常见的恶性肿瘤之一，其生物学特征随着地域的不同有其自身的特点，在欧美等发达国家，初次确诊为前列腺癌时大部分为局限性前列腺癌，而在中国，初次确诊病例大部分已经存在远处转移，即转移性前列腺癌。

转移性前列腺癌的治疗方案以多种方法相结合的系统性治疗为主，最常见的药物治疗方案包括内分泌治疗（包括一代、二代内分泌治疗）、化疗（多西紫杉醇为主的 DP 化疗）、镭 –223 放疗、抗雄药物治疗等，但是大部分患者在经过一段时间治疗后会进入去势抵抗性前列腺癌阶段。

针对去势抵抗性前列腺癌最常用的一线治疗也是以化疗或阿比特龙、恩扎卢胺、阿帕他胺等二代内分泌治疗药物为主，但是当一线治疗失败之后，我们可选择的有效治疗方案并不是特别多，而针对前列腺癌的靶向治疗药物，是最重要的治疗手段之一。

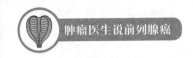

1 PARP 抑制剂（PARPi）

目前，临床上最常用的针对转移性前列腺癌的靶向治疗药物以 PARP 抑制剂（PARPi）为主，这类药物的作用机制是抑制 PARP 酶的活性，从而减少前列腺肿瘤细胞 DNA 单链或双链的修复，最终抑制肿瘤细胞的生长和繁殖，具有较好的治疗效果。

2 哪些患者可以用 PARPi 靶向治疗

并不是所有的转移性前列腺癌患者均能够从 PARPi 治疗中获益，一般而言，只有伴有某些特定基因突变的前列腺癌患者才能够从 PARPi 药物治疗中获益，这些特定基因均属于 DDR 相关基因，包括 BRCA1、BRCA2、ATM 等，尤其是 BRCA2 突变患者，使用 PARPi 药物的有效率高达 50%，而针对所有人群（不论是否伴有 DDR 相关基因突变），PARPi 药物的有效率仅为 10% ～ 20%。

因此，患者在选择是否使用 PARPi 药物治疗之前，需要先进行基因检测，根据基因检测结果评估是否伴有 DDR 相关基因，尤其是 BRCA2 基因的突变，只有伴有基因突变的患者才推荐使用 PARPi 治疗，这样才能够在治疗中少走弯路，减轻患者经济负担及时间成本，为患者制订最适合自己的治疗方案。

除了 PARPi 药物之外，针对前列腺癌其他靶点的药物也有很多，但是大部分处于临床Ⅰ期或Ⅱ期研究阶段，因此，目前我们谈论的靶向药物，主要就是以 PARPi 为主。

目前针对 PARPi 的联合治疗方案也有很多，包括联合内分泌治疗，联合免疫治疗（PD-1），联合镭-223 放疗等，因此，PARPi 作为最常使用的靶向药物，在转移性前列腺癌的治疗中占据着非常重要的地位。

五十二

什么样的前列腺癌适合
免疫治疗

晚期前列腺癌在确诊后，治疗上以内分泌治疗为主。许多患者在进行一段时间治疗后，会出现内分泌治疗耐药，进入去势抵抗性前列腺癌阶段。针对去势抵抗性前列腺癌，目前常用的一线治疗药物包括：阿比特龙、恩扎卢胺、阿帕他胺、多西他赛、镭 –223 等，这些药物均可用于转移性去势抵抗性前列腺癌的治疗，能够一定程度抑制肿瘤进展，延长患者总体生存时间。

当上述治疗药物使用后再次出现病情进展，我们可以更换其他药物治疗，也就是一线治疗失败后，需要使用二线、三线甚至是四线药物控制肿瘤进展。在较后线治疗时，我们可以考虑选择免疫治疗，主要为 PD–1 单抗。但需要注意的是，总体上来讲前列腺癌属于免疫"冷肿瘤"，即对免疫治疗的疗效总体上不及其他免疫活跃的恶性肿瘤（如肺癌、恶性黑色素瘤等）。研究表明，仅部分免疫活跃的肿瘤（如 TMB 较高或明确有错配修复基因突变的患者）可能效果较好。

目前针对晚期前列腺癌的免疫治疗有单药治疗，也有联合其他药物治疗。已有相应的临床研究结果提示免疫治疗能够一定程度抑制前列腺癌的发展，并能够一定程度延长患者总体生存时间。

值得一提的是，在进行 PD-1 单抗治疗前有必要进行基因检测，错配修复基因突变（高 MSI 或 dMMR 型）或肿瘤突变负荷（TMB）较高的患者更可能从 PD-1 单抗治疗中获益。

因此，针对一线治疗失败的去势抵抗性前列腺癌患者，我们可以考虑选择使用免疫（PD-1）单药或免疫联合其他药物治疗抑制肿瘤进展。

五十三

转移性前列腺癌（晚期前列腺癌）怎么治疗

转移性前列腺癌，顾名思义是指前列腺癌细胞已经转移到其他部分，其中最常见的转移器官是骨骼。

转移性前列腺癌有哪些治疗手段？

前列腺癌一旦出现了转移，按照以往的观念已经失去了根治性治疗（根治性手术或放疗）的机会。对于晚期前列腺癌患者，治疗目标是延长生存时间、推迟疾病进展、改善生活质量。转移性前列腺癌的治疗方法很多，目前主要包括全身化疗、新型内分泌药物治疗、靶向治疗和免疫治疗。

（1）内分泌治疗

内分泌治疗是转移性前列腺癌患者全身治疗的必要组成部分，而雄激素剥夺疗法（ADT），即去势治疗，是前列腺癌内分泌治疗的重要手段。前列腺癌细胞的生长跟转移与雄激素密切相关，去除体内的雄激素可以使癌细胞的生长获得明显抑制，从而达到治疗目的。但部分患者经过数个月至数年的治疗后，会出现治疗耐药，进入去势抵抗性前列腺癌阶段。此时的患者对传统内分泌治疗药物已不再敏感。近年来，随着人们对前列腺癌的进一步认识和深入了解，开发了新型的内分泌药物，如阿比特龙、阿帕他胺、达罗他胺和恩扎卢胺等，治疗局面得到了全面的改观。更为重要的是，近年来更多研究数据的更新，新型内分泌治疗的地位及治疗时间也越来越提前，晚期前列腺癌的治疗模式已经更新，新型内分泌治疗已成为晚期前列腺癌的主要治疗手段。

（2）化疗

化疗是晚期前列腺癌的一种重要治疗手段，可以明显改善患者的生活质量，延长了患者的生存时间。目前前列腺癌的化疗方案中，多西他赛＋泼尼松仍然是首选，且大部分患者胃肠道不良反应较小，耐受性较好。除此以外，卡巴他赛（Cabazitaxel，Jevtana）是新一代半合成的紫杉烷类药物，治疗晚期前列腺癌亦有较好的疗效，于 2010 年 6 月获得美国 FDA 的批准用于多西他赛后疾病进展的 mCRPC 患者。

（3）免疫治疗

Sipuleucel–T（Provenge）是一种针对前列腺癌的自身肿瘤疫

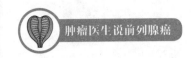

苗，也是全球首个肿瘤治疗性疫苗。与以往预防疾病的疫苗不同，该疫苗绝对个体化，应用于特定的个人；疫苗抗原非外来物质，而是人体自身产生的物质；产生的免疫反应是非抵抗外源微生物入侵，而是杀死自身的前列腺癌细胞，因此与人体预防性疫苗有着根本的区别。它是第一个被美国 FDA 批准的治疗性疫苗，在肿瘤治疗领域具有重要的里程碑意义。近年来，在国外 PD-1 也已经成为指南推荐的药物，错配修复基因突变（高 MSI 或 dMMR 型）的患者可从 PD-1 单抗治疗中获益。

（4）靶向治疗

近年来，随着 Profound 等临床研究结果的公布，以奥拉帕利为代表的 PARPi 抑制剂在 mCRPC 中的应用也是越来越广泛，针对基因检测伴有 BRCA1 或者 BRCA2 突变的患者，靶向药物治疗效果也能得到有效的保证。并且近年来开展了非常多的临床研究，将奥拉帕利与新型内分泌治疗或者 PD-1 等免疫药物联用，也能够取得非常好的治疗效果，有着非常广阔的应用前景。

对于晚期前列腺癌，除了传统的内分泌治疗之外，还可以选择化疗、新型内分泌治疗、靶向治疗等其他治疗手段。需要临床医生仔细判断选择合适的治疗手段，从而让患者得到最佳的治疗效果。

五十四

出现骨转移了还有救吗

前列腺癌骨转移在临床中非常常见，这是前列腺癌独有的特征。骨转移多以成骨性转移为主，最常见的表现就是这些患者会感到转移部位骨头的疼痛，并且伴有活动受限（见图19）。

早期前列腺癌可以通过根治性手术或放疗等治疗获得较好的治疗效果。但是一旦发展到骨转移的阶段，则需要进行药物治疗来控制病情。

目前临床上应对前列腺癌骨转移的主要治疗目标以控制肿瘤进展、缓解患者的疼痛和预防骨相关不良事件为主，避免出现骨折、截瘫等并发症的出现。治疗方法包括内分泌治疗（激素治疗）、骨改良

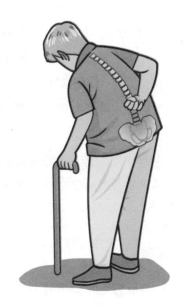

图19　前列腺癌骨转移

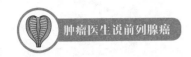

治疗、放射治疗、放射性粒子治疗等多种治疗方法的综合应用。

1　内分泌治疗

内分泌治疗是前列腺癌远处转移中较基本的治疗方式，而长期接受内分泌治疗的患者，会造成患者骨质疏松，骨折风险也会增加。因此需要预防性地补充钙以及维生素 D。

2　骨改良治疗

对于前列腺癌骨转移患者，尤其是已经进入去势抵抗期的前列腺癌患者，骨改良治疗可以显著减少和推迟骨转移患者的骨相关不良事件发生。唑来膦酸是前列腺癌常用的双膦酸盐药物。另外，其他双膦酸盐药物也可用于治疗已扩散到骨骼的前列腺癌。除了双磷酸盐类药物，地舒单抗也可以帮助预防或延缓癌症已经扩散到骨骼的患者的骨折等问题。即使唑来膦酸不再起作用，它对患者也有其他方面的帮助。地诺单抗还可以帮助接受激素治疗的患者增强骨骼。

3　化学治疗

化疗是前列腺癌骨转移主要的治疗方式之一。多西他赛联合泼尼松的化疗方案不光可以改善患者的生存时间，对于骨转移伴骨痛明显的患者，具有很好的改善症状的作用，是症状较重的前列腺癌患者的重要治疗选择之一。

放射治疗

放疗可以消除转移部位病灶的癌细胞，同时可以显著减轻骨骼疼痛，在某些情况下，可以帮助减轻脊髓的压力并防止神经系统症状的发生。

此外，放射性粒子治疗目前也是国内外常用的针对骨转移的治疗手段。目前最常用的药物为镭–223，可以有效控制伴有骨转移的晚期前列腺癌患者肿瘤的进展，并且能够有效缓解患者的疼痛症状，延长患者的生存时间。

前列腺癌骨转移采用何种治疗，往往与多种因素有关。积极规范的治疗，可以帮助患者缓解痛苦，延长生命，提高生活质量。根据治疗目标选择合适的方案，可以获得长期而有质量的生存期。

五十五

临床试验靠谱吗

什么是临床试验？临床试验是指在人体进行药物的系统性研究，以证实或揭示试验药物的作用、不良反应和 / 或试验药物的吸收、分布、代谢和排泄，目的是确定试验药物的疗效与安全性。临床试验的宗旨是不损害患者利益，而又可能给患者带来好处。

1 临床试验对于受试者来说是否安全？

首先，能够正式进入临床试验的药物一定是已经进行了大量的前期细胞和动物试验研究的药物，其安全性和有效性已经得到初步验证。其次，在正式开展人体临床试验之前需要报伦理委员会审批，而伦理委员会是由医学专业人员、法律专家及非医务人员组成的独立组织，以保证临床试验过程的规范，保护受试者的权益并保障其安全。

2　癌症治疗最佳方案之一 —— 参加临床试验

其实，提到临床试验很多人首先想到的就是"小白鼠""不可预知""不划算"。特别是癌症患者本人对于临床试验中的新药物新疗法都有芥蒂，但实际上癌症患者对临床试验存在很多误区。目前国际上最权威最广泛采用的癌症治疗指南——美国国立综合癌症网络（NCCN）在其指南中就明确提出：癌症治疗最佳方案之一就是参加临床试验。在欧美国家，80% 以上的患者会主动咨询医生是否有适合他们的临床试验，但是在我国大约只有不到 3% 的癌症患者主动咨询临床试验。

所以说，认为参加临床试验就是去当"小白鼠"是一种误解，而且目前所有的新药上市，都是需要经过临床试验之后才会获批的。

近年来，我国恶性肿瘤的发病率呈现逐年升高的趋势。根据 2018 年公布的全国癌症统计数据显示，我国恶性肿瘤新发病例数 380.4 万例，平均每天超过 1 万人被确诊为癌症。而随着我国医药改革的推进，临床试验也逐渐规范，新药上市的速度随之大幅提升，很多患者因为这些新药的应用而获益。

3　参加药物临床试验有哪些好处？

第一，绝大多数临床试验免费提供试验药物甚至检查，很多新的药物一旦上市，往往价格昂贵，参加临床试验可以大大

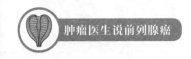

减轻患者的经济负担。

第二，有可能获得最新治疗的机会，提前从未上市的新药物中获益。有些药物尚未在国内上市，但已在国外上市并应用，疗效和安全性已获临床验证，其安全性和有效性更有保障，只是根据国家药品安全的有关规定，其只有在国内得到患者治疗有效和安全性的数据后才能在国内通过药监局批准上市。对于这些药品，患者只有通过国内的临床试验，才有机会提前使用。有些新药尚未在国外上市，全球同步进行临床试验，这种情况有可能接受全球最新的治疗方案。

第三，进行临床试验的一般是该领域比较权威的专家和权威的医院，参加试验的患者可以在住院、检查、治疗和随访中，得到更好的照料和关注，进行规范的治疗和随访。

4　新药出现不良反应怎么办？

当然了，试验期间使用的新药可能会出现一些不良反应，任何药物的不良反应都是客观存在的，正如任何的癌症治疗都是"双刃剑"，临床试验也是如此，可能会获得奇效，也可能无效，也可能会有未预料到的不良反应，以及尚未确定的疗效。但研究人员会尽可能及时处理各种不良反应，当毒性不可耐受或药物无效时，患者就需要退出试验治疗，更换临床其他治疗方案。

另外，有些肿瘤患者担心可能会被分到对照组，也就是常说的安慰剂组。安慰剂（placebo）即没有有效成分的物质，许多人称其为"糖丸"。安慰剂通常在第三期试验出现，当要对比新药和标准药物的疗效时，可能会使用安慰剂。一般对照组的治疗除了安慰剂之外，还会包括目前指南推荐的标准治疗方案，所以患者的基本治疗是受到保障的。即便试验中会使用安慰剂，也会在参与试验前告知患者，以便患者决定是否参加。

无论对于医护人员还是患者来说，肿瘤的治疗都是一个漫长而艰难的过程，但是从成功上市的新药疗效中我们可以看到，每一种新药似乎都能够带来更长的生存期，我们对肿瘤的治疗就是这样一小步、一小步地前进着，走在与病魔不懈抗争的路途上。

五十六

前列腺癌的治疗会影响性功能吗

现在很多患者在被确诊为前列腺癌之后，希望在进行前列腺癌治疗后能够最大限度地保证性功能不受影响，这也是大多数男性患者对于接受治疗最主要的考量因素。

1 手术对性功能的影响

根治性前列腺切除术是治愈局限性前列腺癌最有效的方法之一。在前列腺的两侧、前列腺包膜外有两束神经血管束，与患者的性功能和勃起功能密切相关。如果患者的病灶局限在前列腺内部，可以进行保守性功能的前列腺切除术，尽可能多地保护盆底神经，这样就可以最大限度地保留患者的性功能。

但如果前列腺癌已属于局部晚期或高危状态，则不建议进行保留神经的包膜内前列腺根治术，不但要切除病灶组织，而且还要扩大切除的范围，这样才能够尽量控制病情，保证患者的生命安全，这部分患者多数会部分或者完全丧失性功能。

2　内分泌治疗对性功能的影响

前列腺癌内分泌治疗主要指去除雄激素和抑制雄激素活性的治疗。

内分泌治疗中，性欲下降和性功能障碍是最常见的不良反应，约 90% 患者会出现，大多数患者在接受内分泌治疗后性欲减退，性器官的体积和长度变小，仅有少数患者在治疗结束后还可以保持正常的勃起功能。

但前列腺癌在男性 55 岁后发病概率才逐渐升高，70 ～ 80 岁才达到发病高峰年龄，性生活需求较低，因此，临床中大部分患者对于性功能障碍和性欲下降这一不良反应并不在意。

3　放射治疗对性功能的影响

放射治疗也是前列腺癌的一种有效的治疗方式，包括根治性放疗、辅助性放疗和挽救性放疗。

随着科学的不断发展，现在的放疗更加强调适形、精准，可以根据肿瘤的形态设置不同位置的照射剂量，使射线聚焦于肿瘤病灶区，而边缘位置的照射剂量就会少一些。这种放疗方式可以保护前列腺周围的其他器官，尽量避免放疗不良反应，这样造成勃起功能障碍的比例较过去降低不少，因此大多数患

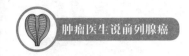

者还是可以过性生活的。

4 化疗对性功能的影响

化疗作为前列腺癌治疗方案的一个组成部分，在应用手术或放疗去除局部病灶后，通过化疗消灭潜在的、目前尚无法探测的小病灶。一般常规的化疗药物对患者的性功能几乎没有影响。

总而言之，前列腺癌患者在接受治疗之后，应该以正确的心态面对这个问题，并且要积极地进行康复训练，在日常生活中均衡营养，多吃高蛋白、高热量、高维生素的食物，并且还要适当地进行有氧运动，以增强身体素质，提高免疫力，这样不但能够加快病情的恢复速度，而且对于性功能的恢复也有很大的帮助。

五十七

患了前列腺癌，情绪沮丧低沉怎么办

随着前列腺癌治疗策略的多元化及规范化，多数患者通过合理的治疗可获得较好的生存。但是医学模式的转变，癌症患者的生活质量也成为社会关注的热点，而心理健康问题是生活质量的重要内容。其中，与癌症相关抑郁、焦虑是癌症患者最为常见的精神心理问题，严重地影响着前列腺癌患者的生活质量甚至治疗的效果。

前列腺癌患者以中老年群体居多，加上各种疾病症状、治疗负担等因素，这部分患者也是老年抑郁症的高发人群。既往有研究显示，大约有 60% 的前列腺癌患者有精神心理问题，10% ～ 40% 的患者有抑郁症，在无形中增加了前列腺癌患者自杀的概率。

此外我们都知道，雄激素剥夺治疗是前列腺癌主要的治疗方式。然而接受雄激素剥夺治疗的前列腺癌患者，比其他患者患抑郁症的风险高 20% 以上。大数据研究结果显示，与未接受

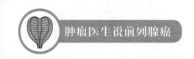

ADT 治疗的患者相比，接受 ADT 治疗的患者群体有更高的抑郁症发生率，并且抑郁的风险随着治疗时间的增长而增加。

不仅如此，有些患者根治性治疗之后，导致性功能和排尿功能出现障碍，患者因此而焦虑、烦躁，这也可能严重影响患者的心理，从而引发抑郁症。

尽管前列腺癌患者的抑郁发病率很高，但是能够正确识别抑郁症状，并主动寻求帮助的患者却极少。有些老人并不愿意主动谈论自己的感受和心情，甚至有些老人根本就没有抑郁症的意识，他们会认为一些情绪的表现只是因为变老导致的。一般情况下，身边照顾患者的家人朋友也会把更多的关注重点放在癌症本身，患者一旦有任何身体上的不适，第一时间都会认为是肿瘤或者是治疗所导致的，从而忽视了老人情绪上的变化。

与前列腺癌相关老年抑郁症患者作为一个特殊的群体，备受生理和心理疾病的双重折磨，抑郁状态表现出来的症状往往更多、更复杂，也容易与其他疾病混淆。常见的临床表现有：假性痴呆状态、严重失眠、原因不明的全身疼痛、便秘、心血管异常（包括血压升高、心率增快或某些从未出现过的冠心病症状）、情绪变化等。

针对老年抑郁症的治疗措施应当是综合性的（见图 20），包括生活、心理和药物的共同作用，这样才能取得事半功倍的良好效果。

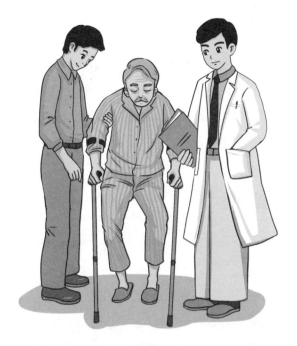

图20 老年男性患者、家属、医生

1　心理治疗

专业的心理咨询是抑郁症治疗中很关键的一步，有助于减轻抑郁症导致的绝望感和孤独感，处理难以排解的不良情绪。另外，支持性的心理疗法、认知和行为疗法、音乐疗法等，可以帮助患者正确评价自己的人生，分析了解自己的心理状态，纠正对自身的消极评价，防止自卑心理。

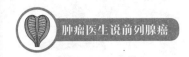

2 药物治疗

抑郁严重的患者可遵医嘱服用抗抑郁药物来进行缓解，但由于老年人肝肾功能趋于减退，对不良反应的耐受力降低，还常常并发高血压、糖尿病等多种躯体疾病，因此必须接受专科医生指导，科学用药。

3 自我调整

患者应习惯规律性的生活，按时作息和进餐，闲时可以进行一些体育锻炼，如快走、散步、打太极拳、站桩等，以及适当地休闲娱乐，如看电影、电视、书籍，听音乐等，使生活充满情趣。同时也应该尝试多参加社会活动，与他人沟通交流，避免把自己封闭起来。更多地体会到自身价值和生活的意义，有助于增强治病信心，提高生活质量。

五十八

患了前列腺癌，情绪沮丧低沉，
妻子怎么办

前列腺癌的发病率很高，是很多男人的噩梦，如果患了前列腺癌，患者需要积极地配合治疗，同时，作为患者最亲近的妻子可以做些什么呢？

前列腺癌患者大多数早期没有明显的症状，突然查出患有前列腺癌会让患者不知所措。前列腺癌虽然可以治疗，但它能引起生活方式的重大改变，并显著影响患者的情绪和身体健康。家属要学会倾听，要支持、鼓励和陪伴患者共同渡过难关，不要表现出厌烦、拒绝和不满的情绪（见图21）。

给他足够的个人空间来稳定自己的情绪，并向他表示自己能够理解的感受，让他体会到自己是被接受的，陪伴往往是更好的良药。

多多鼓励他以增强他的自信心，比如说，"不管发生什么事，我都在这里"。鼓励他参加有意义的活动，尤其是参加集体活动，帮助其培养兴趣，并给予肯定和认可。

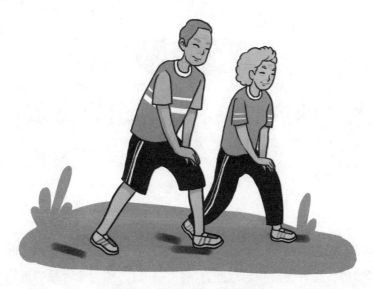

图 21　老年夫妻，一起做运动

　　在接触前列腺癌特别是晚期患者时，保持沟通顺畅是很重要的。让他知道你准备好了并且愿意倾听。你可以通过提问来证明你的支持。问他对他的治疗方案有何感受，仔细倾听他的任何顾虑，表达你的意见。试着说，"我觉得医生的第一个建议可能对我们的家庭最有效。你觉得怎么样？"要坦诚，要求他也这样做。

　　承认他的感情。对许多男人来说，谈论他们的感受是令人欣慰的。提醒他，你很乐意听他的话。如果他表示害怕，你要表示这是一种正常的反应，对待癌症每个人的反应都不一样，记住所有的情感都是有效的。

花时间陪他看医生，搜寻关于前列腺癌的信息，共同制定应对策略。

　　前列腺癌的一个不良反应是尿失禁，你要多多为他着想。举例来说，当你们去看电影时，选择靠近后面的座位，要在过道旁边，这样他就可以很快地到达洗手间。

　　前列腺癌会导致男性性功能障碍，让你的伴侣知道你仍然渴望他，一定要像平时那样亲吻他、拥抱他。

　　协助患者完成家务和生活中的任务，使他重燃对生活的热情，尽量鼓励他自己完成。

五十九

前列腺癌患者需要做哪些康复治疗

前列腺癌患者经过了手术以及放化疗后，身体恢复满意时可以出院，但出院后并不代表着疾病已经完全治愈，必须要做好后续的各项康复治疗，切不可放飞自我，不然会让癌细胞卷土重来。

1 科学饮食

经过系统治疗后大部分患者营养状况较差，体力较差，应规律饮食，加强营养，促进患者尽快康复。关于加强营养，很多患者及家属有一定的误区，认为大病康复需要大补，饮食上往往比较油腻，这样反而弊大于利。

肿瘤患者的饮食结构应科学配比，营养均衡，谷物、禽蛋、肉类、水产、蔬菜及水果应合理搭配，不宜大荤大油。蛋白质的补充建议以优质蛋白为主，如鸡蛋白、鱼虾、家禽肉等。

还有一部分患者热衷于各种保健品。首先需要明确一点，保健品不是药品，不能达到治疗疾病的目的。另外，保健品市场品类繁多，质量参差不齐，加上很多广告推销夸大功效，往往给患者及家属带来很多误导。

其实健康规律的饮食足够补充人体所需的各种营养，不需要刻意服用各种保健品。如果想要使用一些特定的保健品，也必须明确成分，保证质量，切不可盲目服用（见图22）。

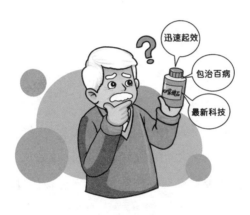

图22　不要迷信保健品

2　合理运动

很多患者认为，得了前列腺癌，经历了手术及放化疗之后，必须要好好静养，卧床休息的时间很长，其实不然。长期卧床不仅不能促进术后的康复，反而会增加一些并发症出现的概率。

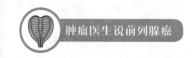

建议患者根据自己的个体情况制订相应的康复运动计划，每天保证一定的活动量，活动方式以散步、打太极拳等运动量不大的方式为宜。还有一些人则走了另一个极端，自行刻意增加运动量，期望促进治疗后的康复，结果导致体力支出过大、身体疲劳，也不利于疾病恢复。

3 功能恢复

有些经历了前列腺癌根治术的患者，术后早期会有一定程度的尿失禁，心理压力很大。

首先，患者不必过分担心，暂时性的尿失禁是前列腺癌根治术后最常见的并发症，一般随着时间的推移都能得到康复。需要做规律的提肛训练，来促进术后尿失禁的恢复。

其次，术后阴茎勃起功能障碍也是比较常见的并发症，很多患者在功能恢复前都感到非常沮丧，患者对这段时间长度应有心理预期。其中一种阴茎功能康复的方法是每周 2 ～ 3 次的阴茎勃起，可通过自我刺激或配偶刺激来实现。另外一种方式是每晚服用小剂量的万艾可或者艾力达，保证阴茎的血流及营养。

4 术后定期随访

所谓随访，就是患病期间的定期复诊。医生会询问一些肿瘤治疗效果及治疗后功能恢复的问题来掌握患者近期的情况。

医生主要根据血清 PSA 的变化来评价治疗效果及恢复情况。因此术后早期的 PSA 检查频率稍高，一般术后头三个月每个月检查一次 PSA，稳定后每三个月检查一次，一年后可以延长到半年检查一次。

六十

前列腺癌患者如何科学运动

适度的运动对前列腺癌患者来说，可以增强体质，提升身体的抗病能力，患者朋友如果身体条件允许的话要尽量坚持下去。当然了，对一些病情较为严重的中晚期患者，不要急于进行身体锻炼，避免身体过于虚弱，不利于病情康复。

1 为什么前列腺癌患者需要适当运动？

运动能够改善血液循环，使前列腺液分泌更旺盛，从而削减炎症，对缓解腰部酸胀、会阴下腹部疼痛不适、神经功能紊乱和神经衰弱等慢性前列腺症状都有好处。

勤锻炼还能将药物更快地送到前列腺腺内，从而增进药物的疗效。运动锻炼能增加肌肉功能（包括耐力和力量水平），还能积极影响前列腺癌男性的心脏代谢危险因子，而且对于老年群体来说，保持适度的运动可能会显著提高前列腺癌治疗后的晚年生活质量。

推荐的运动是慢跑、快走和游泳。游泳可以促进前列腺局部血液和淋巴循环，有助于前列腺炎症的消退。但要注意，游泳池水温不要太低，最好在 25 ～ 30℃。水温太低的话，会刺激腺体收缩和充血，加重前列腺内液体淤积，进一步影响前列腺健康。游泳速度控制在每分钟 30 米左右，15 ～ 20 分钟为宜。

3 这些运动不宜做

不宜选择骑自行车、摩托车、骑马、赛车等骑跨运动，因为这些运动会使尿道和前列腺直接受到压迫，加上运动时的颠簸摩擦，容易引起前列腺充血水肿，加重病情。

同时，记得一定要定期去医院复查，这样可以随时观察前列腺的变化以及肿瘤对身体的伤害程度，如果疾病已经得到了控制，平时就更应该注意身体的保养了。